PflegeManagement kompakt

Der Herausgeber und Autor

Christian Loffing, Dipl.-Psychologe, Dipl.-Betriebsökonom, zertifizierter Coach, Trainer und Berater, Fachbuchautor, Lehrbeauftragter der Steinbeis-Universität Berlin, Vorstandsmitglied der Georg-Gottlob-Stiftung in Essen und Leiter des bundesweiten Berater-Netzwerks karrierepflege.de

Die Autorin

Sandra Budnik hat an der Heinrich-Heine-Universität Düsseldorf Pädagogik mit den Schwerpunkten Erwachsenenbildung und Beratung studiert. Sie ist Diplom-Pädagogin und ausgebildete Qualitätsmanagementbeauftragte. Während ihres Studiums war sie im Service-Marketing eines führenden Kongressveranstalters tätig. Heute arbeitet sie als freie Mitarbeiterin in den Bereichen Personalentwicklung und Qualitätsmanagement.

Christian Loffing
Sandra Budnik

Gespräche in der Pflegepraxis

So meistern Sie das Mitarbeitergespräch

Verlag W. Kohlhammer

1. Auflage 2006

Umschlag: Gestaltungskonzept Peter Horlacher
Illustration: Marcus Splietker
Bearbeitung: Cindy Hofmann
Satz:
Stefan Hergenröder, Offizin Wissenbach, Höchberg bei Würzburg
Druck und Bindung:
W. Kohlhammer Druckerei GmbH + Co. KG, Stuttgart
Printed in Germany

ISBN-10: 3-17-19158-6
ISBN-13: 978-3-17-19158-7

Geleitwort

Führung geht nicht ohne Information und Kommunikation. Ein zentrales Instrument zur Führung von Mitarbeitern ist das Mitarbeitergespräch. Allerdings ist Mitarbeitergespräch nicht gleich Mitarbeitergespräch. Hier gibt es gewaltige Unterschiede, die sich zum einen aus dem Grundverständnis über ein solches Gespräch und zum anderen aus der methodischen Kompetenz der Führungskraft ergeben. Mit Hilfe des vorliegenden Buches können Sie die hierzu erforderlichen Softskills fundiert und zugleich praxisorientiert erlernen oder trainieren.

Nehmen Sie sich Zeit und erweitern Sie Ihr Wissensspektrum durch die Tipps von Christian Loffing und Sandra Budnik. Ihre Kommunikationsfähigkeit wird dadurch gewinnen und der daraus resultierende Erfolg wird Ihre Bemühungen der Wissenserweiterung rechtfertigen. Ich wünsche Ihnen nun viel Spaß beim Lesen dieses Buches.

IMaGS
http://www.imags.de

Prof. Dr. Peter Dohm
Direktor des IMaGS

Vorwort des Herausgebers/Autors

Lieber Leser,

mit der Reihe Management kompakt haben wir ein Medium geschaffen, das Studenten, Weiterbildungsteilnehmern, Beratern und erfahrenen Praktikern gleichermaßen kurze und prägnante sowie wissenschaftlich fundierte und praxisnahe Informationen rund um die Themen Organisation und Unternehmensführung, Personal, Marketing und Strategie, Qualitätsmanagement sowie Finanzen liefert.

Der Ihnen vorliegende Titel »Gespräche in der Pflegepraxis« behandelt eine originäre Aufgabe von Führungskräften in einem Unternehmen. Gespräche mit Mitarbeitern sind elementarer Bestandteil des Informationsaustausches in einem Unternehmen. Des Weiteren wird in Gesprächen motiviert, sanktioniert, gecoacht, verstanden und noch viel mehr. Ohne Gespräche ist der Führungsprozess in einem Unternehmen kaum umsetzbar. Umso wichtiger ist es, diesem elementaren Instrument seine Aufmerksamkeit zu schenken und die eigene Kompetenz in der Gesprächsführung systematisch zu erweitern. Gespräche müssen gut vorbereitet, aufmerksam durchgeführt und konsequent nachbereitet werden. Wer dies in der Praxis umsetzt, wird zeitnah die Erfolge durch seine Gespräche sehen.

Beim Lesen des Buchs wünsche ich Ihnen viel Spaß und hoffe, dass Sie einige Impulse in Sachen Gesprächsführung gewinnen können.

Christian Loffing

Charaktere und Unternehmen in diesem Buch

In diesem Buch werden Sie mit fiktiven Personen und Unternehmen konfrontiert, die einen Transfer in die Praxis erleichtern sollen. Verbindungen zu realen Personen und Unternehmen sind nicht gewollt, sondern rein zufällig.

Manfred Gaworski
Geschäftsführer in der St. Johannes Krankenhaus GmbH und Mentor von Herrn Blankmann

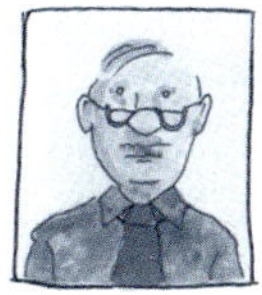

Peter Blankmann
Nachwuchsführungskraft in der St. Johannes Krankenhaus GmbH

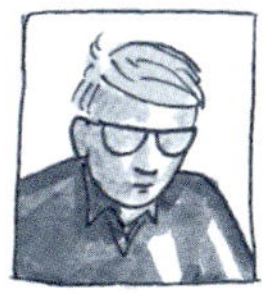

Elisabeth Reichelt
Pflegedienstleitung in der St. Johannes Krankenhaus GmbH

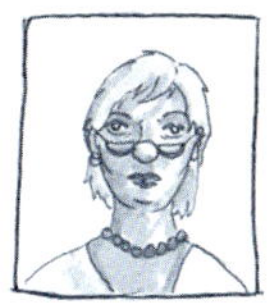

Andrea Höltken-Schnabel
Stationsleitung in der St. Johannes Krankenhaus GmbH

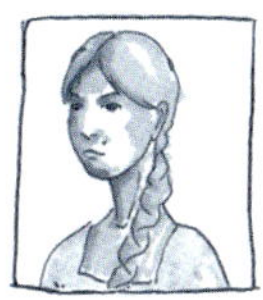

Bärbel Kaltenbach
Qualitätsmanagementbeauftragte in der St. Johannes Krankenhaus GmbH

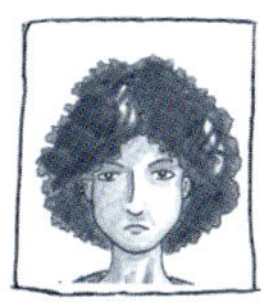

Der Transfer der Inhalte in die Praxis erfolgt primär unter Berücksichtigung der folgenden drei Unternehmen:

a) Ambulante Hauskrankenpflege ProCura GbR
   - ein ambulanter Pflegedienst
b) Seniorenresidenz Sonnenstift gGmbH
   - ein Seniorenheim
c) St. Johannes Krankenhaus GmbH
   - ein Krankenhaus

Inhaltsverzeichnis

Kapitel 1: Richtig kommunizieren

Kommunikation ist der »soziale Klebstoff«, der die Mitarbeiter, Abteilungen und die gesamte Organisation als ein Ganzes zusammenhält (vgl. Euske & Roberts, 1987). Formen der Kommunikation, wie einfache Informationsvermittlung und Diskussion, sind Basis aller sozialen, ökonomischen und politischen Entscheidungsprozesse. Ohne Kommunikation ist ein Zusammenarbeiten in einem Unternehmen nicht denkbar. Dass die Kommunikation gerade im Unternehmen einen wichtigen Bestandteil der betrieblichen Realität ausmacht, wird noch deutlicher, wenn man Gespräche von Führungskräften unter dem Zeitaspekt näher betrachtet. Wahren (1987) kam zu dem Ergebnis, dass

- Führungskräfte 50–90 % ihrer Zeit für verbale Kommunikation verwenden,
- sich der Arbeitstag weitgehend aus vielen kurzen Gesprächsperioden zusammensetzt,
- 80 % der Kommunikationszeit für geplante Gespräche verbraucht wird,
- sich die Kommunikation auf unterschiedliche hierarchische Ebenen bezieht (20 % Führungskräfte, 20 % Kollegen, 60 % Unterstellte).

Quick-Tipp!
Kommunikationsfähigkeit gilt als eine wesentliche Eigenschaft von Führungskräften, die zum Unternehmenserfolg beiträgt. Erfolgreiches und effektives Zusammenarbeiten gelingt nur, wenn Faktoren wie Demotivation der Mitarbeiter, Fluktuation, Krankenstand und innere Kündigungen verhindert werden.

Eine emotional intelligente und damit auch kommunikative Führungskraft kann viele potenzielle Probleme präventiv im Gespräch ausräumen. Kommunizieren Sie wohl überlegt und zum rechten Zeitpunkt!

Lernziele Kapitel 1

Die Fähigkeit zur Kommunikation wird vielfach als eine vollkommen triviale Eigenschaft betrachtet. Wir führen jeden Tag Gespräche in den unterschiedlichsten Situationen, beruflich wie privat. Oft kommt es jedoch zu Missverständnissen, die verdeutlichen, dass richtig kommunizieren doch nicht so leicht ist. Meist entstehen Kommunikationsprobleme, weil der Informationsaustausch nicht als eine wechselseitige Interaktion verstanden wird, die ein kontinuierliches Feed-back erfordert. Der Gesprächspartner empfängt nicht zwingend die Botschaft, die gesendet wird. Umgekehrt bekommt bei einer missverstandenen Nachricht auch der Sender nicht das erwünschte Feed-back des Empfängers. Hierzu ein heiteres Beispiel aus dem Sketch »Das Frühstücksei« von Loriot:

Er: Wie lange hat das Ei denn gekocht?
Sie: Zu viele Eier sind gar nicht gesund ...
Er: Ich meine, wie lange dieses Ei gekocht hat?
Sie: Du willst es doch immer viereinhalb Minuten haben ...
Er: Das weiß ich ...
Sie: Was fragst du denn dann?
Er: Weil dieses Ei nicht viereinhalb Minuten gekocht haben *kann*!

Das Ehepaar redet offensichtlich aneinander vorbei. Geht es überhaupt um das Ei? Verstecken sich hinter diesem Dialog nicht noch weitaus mehr Informationen? Informationen über die Beziehung der Beiden oder über die Eigenarten des Ehemanns?

In einem Unternehmen und vor allem innerhalb eines Mitarbeitergesprächs, das eine Führungskraft mit einem Mitarbeiter führt, darf es nicht zu einer solchen desinteressierten und/oder unreflektierten Gesprächsführung kommen.

Input-Check – Wesentliche Inhalte

Aber WIE wird »richtig« kommuniziert und WAS wird »richtig oder falsch« verstanden? Kein Kommunikationsexperte wird Ihnen darauf eine konkrete Antwort geben können. So auch wir nicht. Aber wir können Ihnen einige Modelle und Methoden vorstellen, die Ihnen bei Ihrer Kommunikation und besonders in schwierigen Gesprächen nützliche Dienste leisten können.

Kommunikation sollte nie unüberlegt erfolgen. Sender und Empfänger sind voneinander abhängig. Um sein Gegenüber zu verstehen, muss der Sender sich zum einen im Klaren darüber sein, was er dem Empfänger sagt, und zum anderen dem Empfänger zuhören können. Weiterhin sollten nach Schulz von Thun (2003) zwei Kontexte Beachtung finden, vor allem in schwierigen Situationen. Die äußere Situation muss erfasst werden und die innere Einstellung mit dem Gesagten übereinstimmen. Das ist oft nicht einfach. Gerade, wenn im Beruf viele Dinge gleichzeitig Aufmerksamkeit erfordern. Neurolinguistisches Programmieren, themenzentrierte Interaktion und weitere Kommunikationsmodelle helfen hier weiter.

1.1 Kommunikation – elementarer Bestandteil der zwischenmenschlichen Beziehungen

Warum ist Kommunikation so wichtig? Zum einen können anstehende Probleme nur gelöst werden, wenn die zwischenmenschliche Kommunikation intakt ist. Die große Bedeutung der Kommunikation ist nicht abzustreiten. Alle Politiker, Arbeitgeber, Fachkräfte, Verwaltungsangestellte, Rechtsvertreter, Pfleger und Bürger müssen zur Lösung von Schwierigkeiten und zur Bestimmung der Ordnung kooperieren und kommunizieren. Feindseligkeiten, Vorurteile, Wettbewerbsdrang und Schwerfälligkeit stören die zwischenmenschliche Beziehung und behindern den Gewinnertrag der eigentlichen Sache.

Zum anderen gehört die Kommunikation zu den intrinsischen Bedürfnissen des Menschen. Die Kommunikation ist nicht nur Mittel zum Zweck, sondern auch Selbstzweck. Gerade in unserer westlichen Gesellschaft, in der die materiellen Bedürfnisse weithin gedeckt sind, wächst der Wunsch nach reibungslos funktionierenden zwischenmenschlichen Beziehungen.

Für die einfache Kommunikation benötigt der Mensch zwei elementare Fähigkeiten: Hören und Sprechen. Grundvoraussetzung hierfür ist wiederum die Fähigkeit bzw. Bereitschaft, zuzuhören sowie das Wagnis einzugehen, andere anzusprechen und eigene Wünsche offen auszusprechen.

Reminder!
Kommunikation ist aus dem Alltagsgeschehen nicht wegzudenken. Wir benötigen Kommunikation, um (über-)leben zu können.

Quick-Tipp!
Machen Sie sich bewusst, wie wichtig Kommunikation für Ihren Alltag ist. Schenken Sie der Kommunikation mit Ihren Mitmenschen ausreichend Aufmerksamkeit. Achten Sie auf eine wohl geformte Kommunikation. Hören Sie zu und antworten Sie immer mit Bedacht.

Praxis-Check – Leitungsbesprechung/Dienstbesprechung
In der St. Johannes Krankenhaus GmbH hat die Pflegedienstleitung eine einmal pro Woche stattfindende Leitungsbesprechung initiiert. An dieser Besprechung nehmen die Abteilungs- und auch die Stationsleitungen teil. Die Besprechung hat einen Umfang von 60 Minuten und wird von der Pflegedienstleitung moderiert. Nach dem Rotationsprinzip (bei jeder Sitzung schreibt ein anderer Teilnehmer das Protokoll) wird jeweils ein Sitzungsprotokoll angefertigt. Inhaltlich geht es um die Diskussion hausinterner Aspekte, die für die Tätigkeit der Leitungskräfte relevant sind. Hier wird informiert und diskutiert. Es werden Vereinbarungen getroffen und Probleme gelöst.

1.2 Begriff der Kommunikation

Die ursprüngliche Bedeutung des Begriffs Kommunikation (lat.: communicatio) entspricht den Worten »Mitteilung« und »Anteilnahme«.

Interessant ist, dass mit dieser Übersetzung zwei Aspekte erfasst werden, zum einen der inhaltliche Aspekt und zum anderen der Beziehungsaspekt. In einer Kommunikation werden also nicht nur Informationsdaten ausgetauscht, sondern die Beziehung zwischen den beiden Gesprächspartnern fließt grundsätzlich mit ein. In einem Gespräch zwischen Sender und Empfänger zeigt sich also auch, wie beide zueinander stehen, welche Ziele sie verfolgen und was sie voneinander halten (vgl. Abb. 1).

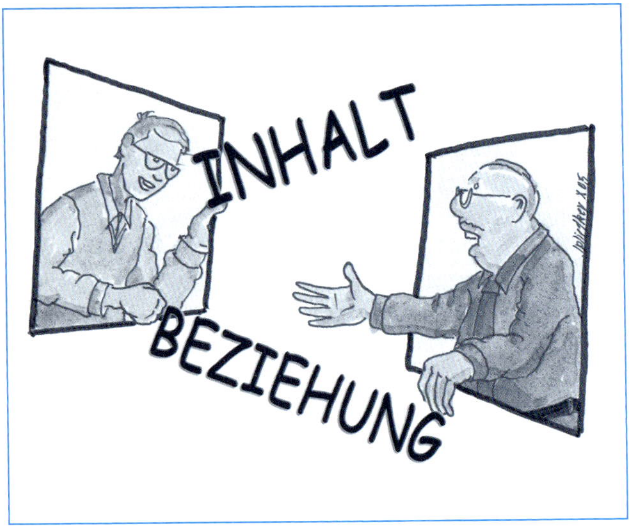

Abb. 1: Bestandteile der Kommunikation

In dieser Verquickung von Inhalts- und Beziehungsaspekten liegt die Ursache für viele Kommunikationsschwierigkeiten. Läuft die Kommunikation zwischen Sender und Empfänger erst einmal aneinander vorbei, hilft jedoch die so genannte *Metakommunikation*. Hierbei handelt es sich um die Kommunikation über die Kommunikation. Ein stockendes oder eskaliertes Gespräch wird im Rahmen der Metakommunikation unterbrochen. Man widmet sich hierbei nicht mehr der Sache, sondern der Art und Weise, wie miteinander umgegangen wird. Dies ist in einem eskalierten Gespräch notwendig, da der Sachaspekt meist in den Hintergrund gerückt ist und ohne eine Klärung des Umgangs miteinander kein sinnvolles Gespräch mehr möglich ist.

Quick-Tipp!
Folgende Fragen auf der Metaebene helfen, die Kommunikation zu analysieren und auf eine Basis zu bringen, sie vernünftig weiterzuführen:

- Wie gehen Sie miteinander um?
- Sprechen Sie noch über die eigentliche Sache?
- Sprechen Sie über die gleiche Sache?
- Welche Botschaften haben den jeweils anderen Gesprächspartner verletzt?
- Machen die Verletzungen eine Entschuldigung notwendig?
- Können Sie sich wieder auf das Sachgespräch konzentrieren?

Sollten Sie eine eskalierte Kommunikation nicht alleine lösen können, bietet sich das Einschalten einer neutralen dritten Person an. Ein *Mediator* (Konfliktlöser) kann als Moderator fungieren und zu einer Diskussion auf der Metaebene einladen oder einen Perspektivenwechsel vornehmen lassen, der die Augen bezüglich des Umgangs miteinander und der ausgelösten Effekte öffnet.

Praxis-Check – Streit
In der Ambulante Hauskrankenpflege ProCura GbR hat es einen Streit zwischen der Pflegedienstleitung und der Qualitätsmanagement-Beauftragten gegeben. Die Geschäftsinhaberin hat diesen Streit mitbekommen und erlebt, dass hinter den ausgetauschten sachlichen Argumenten in diesem Streitgespräch weitere Konflikte stecken. Sie hat sich daraufhin als Mediatorin eingeschaltet. In zwei Schritten konnte sie verdeutlichen, warum der Konflikt eskalierte und es so nie zu einer Lösung kommen würde. In einem ersten Schritt hat sie

die Betroffenen gebeten, einen Perspektivenwechsel vorzunehmen und sich jeweils in die Position der anderen Person zu versetzen. Die neue Rolle sollte anschließend so gespielt werden, wie sie von der jeweiligen Person selbst erlebt wurde. Hier wurde besonders gut deutlich, wie die Betroffenen sich wahrgenommen haben. In einem zweiten Schritt hat die Geschäftsinhaberin mit den Betroffenen über die Kommunikation gesprochen. In dieser Metakommunikation wurde analysiert, warum der Streit eskalierte. Den Beteiligten wurde klar, dass es ihnen gar nicht mehr um die eigentliche Sache ging und man dem Anderen gar kein Gehör mehr schenkte. Die Gespräche liefen aneinander vorbei. Gemeinsam wurde schließlich eine Lösung auf einer sachlichen Ebene gesucht.

1.3 Ausgewählte Kommunikationsmodelle

Kommunikationsmodelle bieten Hilfestellungen für Gespräche. Schwierigkeiten in Gesprächen können hierdurch analysiert und gelöst werden. Auch eine präventive Vermeidung von Kommunikationsproblemen kann mit ihrer Hilfe erreicht werden.

1.3.1 Vier Seiten einer Nachricht

Bei der Übermittlung einer Nachricht können auf vier Ebenen Störungen und Missverständnisse auftreten (vgl. Abb. 2).

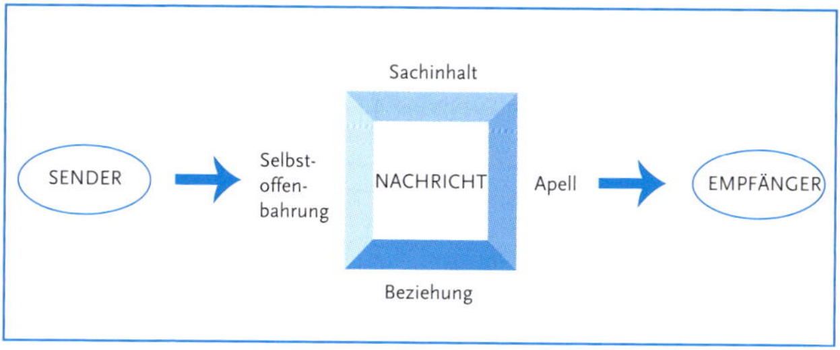

Abb. 2: Das Kommunikationsquadrat (vgl. Schulz von Thun, 2002. 14)

Im Folgenden sind die vier Aspekte Sachinhalt, Beziehung, Selbstoffenbarung und Appell hinsichtlich ihrer Wirkung näher erläutert (vgl. Schulz von Thun, 2002).

Inhaltsaspekt

Um den Sachinhalt einer Nachricht verständlich an sein Gegenüber zu übermitteln, bedarf es mehr als nur des guten Willens. Schulz von Thun (2002) empfiehlt hierfür den Einsatz von vier »Verständlichmachern«, die darüber entscheiden, ob eine Mitteilung vom Empfänger gut verstanden wird:

- Einfachheit (in der sprachlichen Formulierung)
- Gliederung, Ordnung (im Aufbau des Textes)
- Kürze, Prägnanz
- Zusätzliche Stimulanz (anregende Stilmittel).

Die Fähigkeit einer Person, Sachinhalte verständlich mitzuteilen, hängt demnach davon ab, inwieweit sie sich dieser vier »Verständlichmacher« bewusst ist und diese effektiv einsetzen kann.

Beziehungsaspekt

Diese Seite wird durch den Tonfall, die Art und Weise der Formulierung sowie durch Gestik und Mimik bestimmt (»der Ton macht die Musik«). Auf dieser Ebene entstehen die häufigsten Konflikte, da hier übermittelt wird, wie man zueinander steht. Zwei Formen einer Misshandlung auf der Beziehungsebene können unterschieden werden:

- Geringschätzung (vs. Wertschätzung im positiven Sinne),
- Bevormundung/Lenkung (vs. Einräumung von Entscheidungsfreiheit).

Die Merkmale Wertschätzung gegenüber Geringschätzung sprechen die emotionale Dimension der Kommunikation an, während das Merkmal Bevormundung/Lenkung darauf angelegt ist, den Empfänger unter den eigenen Einfluss zu bringen. Die beiden Dimensionen bilden ein Verhaltenskreuz, das verdeutlicht, dass es selbstverständlich viele Mischformen gibt. Auf der Beziehungsebene kommunikationsfähig zu sein bedeutet, die Sach- und Beziehungsebene zu kennen und »metakommunikativ« bearbeiten zu können. Das heißt bei einer Unterhaltung rechtzeitig zu erkennen, auf welcher Ebene der Partner kommuniziert. Dazu gehören eine gewisse Sensibilität und Einfühlungsvermögen, jedoch ohne übertriebene Empfindlichkeit, die jede Kommunikation unnötig erschwert. Es kommt natürlich nicht nur auf den Empfänger an. Der Sender muss ebenso fähig sein, seinen Standpunkt so darzulegen, dass er den anderen nicht verletzt bzw. unnötig dominiert/bevormundet.

Selbstoffenbarungsaspekt/Selbstkundgabe

In jeder Nachricht wird auch ein Stück des Selbst preisgegeben, wobei man sich um einen positiven Eindruck bemüht. Dafür stehen eine Reihe von Techniken zur Verfügung, insbesondere die

Imponier- und Fassadentechniken. Zu den Imponiertechniken zählen zum Beispiel der elitäre Sprachgebrauch, beiläufig eingeworfene Bemerkungen (»ach ja, während meiner Weiterbildung zur PDL hatte ich mit so etwas auch ständig Probleme«), Statussymbole etc. Eine der konsequentesten Fassadentechniken ist das Schweigen; diese garantiert ein Mindestmaß an persönlicher Offenbarung. Des Weiteren können sprachliche Hilfsmittel wie »Man-Sätze«, »Wir-Sätze«, Fragen oder die Verwendung des anonymen »Es« dazu gezählt werden.

Praxis-Check – Kommunikationsregel

In der Seniorenresidenz Sonnenstift gGmbH hat der Heimleiter zusammen mit seinen Leitungskräften eine wichtige Kommunikationsregel aufgestellt. Diese lautet »Rede mit ich und nicht mit man«

Die Gefahren der Fassaden- oder Imponiertechnik liegen zum einen in ihrem negativen Einfluss auf den sachlichen Beitrag einer Nachricht. Wenn jemand ständig bemüht ist, sich selbst hervorzuheben, geht viel von der eigentlichen Sachinformation verloren. Das gleiche gilt für das Zurückziehen und Schweigen. Zum anderen entsteht eine Barriere für das Entstehen des »Wir-Gefühls«. Wenn jeder bemüht ist, anderen zu imponieren oder seine vermeintlichen Schwächen zu verbergen, dann besteht keine Basis für einen offenen Umgang miteinander. Dieser ist aber eine notwendige Voraussetzung für uneingeschränkte, fruchtbare Diskussionen, in die jeder seine Ideen und Anregungen einbringt und der schließlich zu dem viel umschriebenen »Synergieeffekt« der Gruppe führt. Eine dritte Gefahr der Selbstdarstellungstechniken betrifft die Gesundheit. So werden durch dieses inkongruente Verhalten innere Spannungen aufgebaut, die viel Kraft kosten und zu psychischen und körperlichen Erkrankungen führen können.

Was bedeutet das für die »richtige« Kommunikation? Um einerseits offen und ungehemmt und andererseits ohne Imponiergehabe kommunizieren zu können, bedarf es eines Mindestmaßes an Selbstwertgefühl. Das innere Gleichgewicht lässt Imponiertechniken zum Ausgleich von Minderwertigkeitstendenzen und Fassadentechniken zur Angstüberdeckung unnötig erscheinen.

Appellaspekt

Die vierte Seite der Nachricht beinhaltet den Appellcharakter, das heißt die Erwartungshaltung des Senders. Das kann sehr offen geschehen (Beispiel: »Es wäre schön, wenn Sie ...«) oder verdeckt, das heißt manipulativ, wie es in der Werbung häufig benutzt wird. Auch einzelne Begriffe enthalten Appelle. So erzeugen die Bezeichnungen »Vorgesetzter«, »Chef« oder »Sklaventreiber« unterschiedliche Gefühle und Einstellungen, obwohl sie alle eine Person beschreiben könnten. Im Rahmen der Kommunikation ist es wichtig, fähig zu sein, verdeckte Appelle zu entlarven und für sich auszuwerten. Dies bedeutet wiederum, auf der Metaebene die Nachricht reflektieren zu können. Ebenso ist es wichtig, die eigenen gesendeten bzw. zu sendenden Appelle unter Kontrolle zu haben.

Neben diesen vier Ebenen ist ein sehr bedeutsamer Aspekt der Kommunikation das Geben und Nehmen von Feed-back. Das Annehmen und Reflektieren von Feed-back ermöglicht ein dauerhaftes Lernen und gibt Anstöße für notwendige Veränderungen. Dennoch ist es auch wichtig, seinem Kommunikationspartner selbst Rückmeldung zu geben und zwar so, dass dieser nicht verletzt oder angegriffen wird, sondern Anhaltspunkte über seine Wirkungsweise bekommt. Des Weiteren ist die Unterscheidung von Ich- und Du-Botschaften unumgänglich und bedeutsam, auch für das Feed-back. Ich-Botschaften sind Sätze, in denen das eigene Erleben in den Mittelpunkt der Aussage gestellt wird (z. B »Ich bin da anderer Meinung«). Demgegenüber stehen die Du-Botschaften, die vorwurfsvoll, kritisierend und verletzend wirken (z. B »Sie haben unrecht«) (vgl. Gehm, 1994).

Tab. 1: Elemente der Kommunikationsfähigkeit (vgl. Schulz von Thun, 2002)

Überblick Kommunikationsfähigkeit		
	Kommunikative Kompetenzen des Senders	**Kommunikative Kompetenzen des Empfängers**
Sachinhalt	• hohe Einfachheit • kurz und prägnant • gegliedert • anregende Zusätze	• Nachfragen • Klären von Unsicherheiten
Beziehung	• keine »dispositive« Arroganz • angemessene Beziehungsangebote	• Sensibilität • keine Überempfindlichkeit • metakommunikative Fähigkeiten
Selbstkundgabe	• inneres Gleichgewicht • Selbstwertgefühl	• Einfühlungsvermögen
Appell	• sich der eigenen Appell-Sprache bewusst sein	• Erkennen der Ziele und Interessen des Gesprächspartners • Klärung der eigenen Ziele gegenüber sich selbst

Reminder!
Jede Nachricht kann Botschaften auf vier Ebenen vermitteln: auf der Sachebene, der Beziehungsebene, der Selbstoffenbarungsebene und der Appellebene. Schwierig wird die Kommunikation vor allem dann, wenn Botschaften auf der Beziehungsebene weitergegeben werden.

Quick-Tipp!
Senden Sie Sachbotschaften und machen Sie Kommunikation einfach.

1.3.2 Das innere Team

»Engelchen links, Teufelchen rechts«. Jeder kennt wohl die Situation, in der er nicht mehr weiß, was denn nun sein Standpunkt ist. Schulz von Thun spricht hierbei von der nicht vorhandenen Stimmigkeit, die sich zusammensetzt aus der Übereinstimmung mit sich selbst und der Situation (2003).

Praxis-Check – Zielvereinbarung
Im Rahmen einer Mitarbeiterbefragung zur Personalentwicklung in der St. Johannes Krankenhaus GmbH hat die Pflegedienstleitung, Frau Elisabeth Reichelt, um die Bewilligung einer außerplanmäßigen Weiterbildung zum Fachkrankenpfleger für Anästhesie und Intensivpflege gebeten. Eine Woche nach der Befragung teilte der Geschäftsführer des Krankenhauses ihr in einem persönlichen Gespräch Folgendes mit: »Elisabeth, das Budget reicht vorne und hinten nicht. Ich weiß, dass wir eine Pflegekraft mit dieser Qualifikation brauchen, aber mir sind doch finanziell die Hände gebunden. Ich weiß auch nicht, was ich machen soll.«

In Abbildung 3 sind die inneren Machtkämpfe von Herrn Gaworski gut zu erkennen. Die inneren Stimmen kämpfen miteinander, um im »Gesagten« Mitspracherecht zu bekommen. Bevor der Geschäftsführer mit seiner Pflegedienstleiterin spricht, hätte er besser eine »innere Ratsversammlung« einberufen und eine Klärung des Standpunkts herbeiführen sollen.

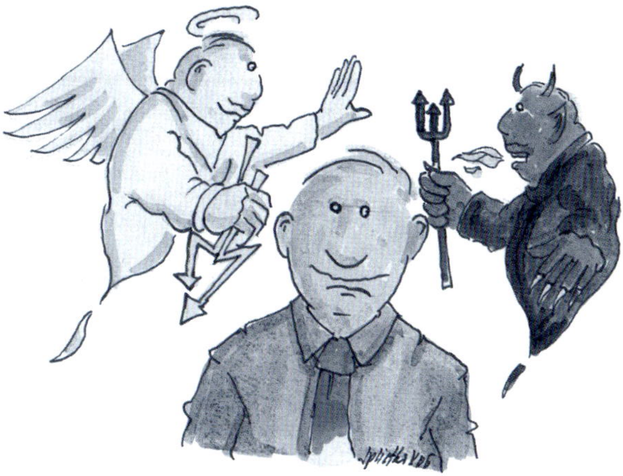

Abb. 3: Der »innere zerstrittene Haufen«

Quick-Tipp!
Klären Sie eine schwierige Situation zunächst mit Ihrem inneren Team. Nur wenn Sie hier eine klare Entscheidung fällen konnten, ist eine authentische und klare Kommunikation möglich.

1.3.3 Neurolinguistisches Programmieren (NLP)

Das *neurolinguistische Programmieren* ist ein psychologisches Kommunikationsmodell, mit dem die eigene sowie die zwischenmenschliche Kommunikation beschrieben, erklärt und optimiert werden kann. Es steht für die Kunst, menschliches Erleben und Verhalten schnell und nachhaltig bei sich selbst und auch bei anderen Menschen verändern zu können. Mit den Worten von O'Connor und Seymour (1998: 24) ist NLP »... die Kunst und Wissenschaft von persönlicher Vervollkommnung, von effizienter Kommunikation und Höchstleistungen.« Hierzu zählt zum Beispiel die Integration aller Bestandteile seines Selbst, was vor allem dazu beiträgt, neue Energien und ungeahnte Kreativität freizusetzen. Neue Wege können auf diese Weise durch eine richtige Kombination von bereits Vorhandenem gegangen, besonders kreative Lösungen können auf diese Art und Weise gefunden werden. NLP kann damit zu einer wichtigen Grundlage für jedes Gespräch werden.

Die wohl durchdachte Begriffskombination neurolinguistisches Programmieren bringt die wichtigsten Grundannahmen dieses Modells zum Ausdruck:

Neurolinguistisch

Verhalten beruht auf so genannten neuronalen Prozessen. Diese kommen zum Tragen, nachdem die Gesamtheit der auf den Menschen einwirkenden Einflussfaktoren in der Umwelt – alles Wahrgenommene – durch die fünf Sinne gefiltert wurde. Sie werden verbal und auch nonverbal repräsentiert, was die Grundlage für zahlreiche Arbeitstechniken des NLP darstellt. Über diese Repräsentation kann der Coach notwendige Informationen für das Coaching in Erfahrung bringen und über eine direkte Verbindung zu tief verwurzelten Prozessen sogar gezielt Einfluss ausüben.

Programmieren

Dieser Begriff bezieht sich auf die Fähigkeit, Gefühle und Verhaltensweisen zum Nutzen der Gesamtpersönlichkeit sowie der Gesamtpersönlichkeit anderer zu verändern. Eine Veränderung oder Programmierung, die über einen sehr langen Zeitraum Bestand haben kann.

Geschichte des neurolinguistischen Programmierens

Die Erfindung des neurolinguistischen Programmierens wird zurückgeführt auf den Sprachwissenschaftler John Grinder sowie den damaligen Psychologiestudenten Richard Bandler. Beide faszinierte in den 70er-Jahren des 20. Jahrhunderts zunächst die Frage nach der Wirksamkeit der Psychotherapie. Dazu untersuchten sie vor allem Videoaufnahmen der Familientherapeutin Virginia Satir, des Gestalttherapiebegründers Fritz Perls sowie des Hypnosetherapeuten Milton H. Erickson. Sie analysierten deren Arbeitsweise und filterten diejenigen Elemente heraus, die diese besonders erfolgreichen Therapeuten in ihren Therapien einsetzten. Dies taten sie, um die herausgefilterten Elemente in einer übergeordneten Therapiesprache und -logik zusammenzufassen und schließlich einer breiteren Gruppe Interessierter zur Verfügung zu stellen. Bis zum heutigen Zeitpunkt haben sie ihr Ziel in beeindruckender Weise umgesetzt. Die vielfältigen Techniken des NLP kommen in unterschiedlichen Bereichen und bei unterschiedlichen Zielgruppen regelmäßig zum Einsatz. Vor allem die hohe Wirksamkeit führte in nur kurzer Zeit zu einer weltweiten Verbreitung des NLP.

Haltung des Anwenders

Der kompetente NLP-Anwender hat sich intensiv mit den Grundsätzen und Techniken des NLP vertraut gemacht. Im günstigsten Fall hat er eine NLP-Qualifizierung absolviert. Dies ist die Grundlage eines nachhaltigen Anwendungserfolgs.

Quick-Tipp!

Beim Deutschen Verband für Neurolinguistisches Programmieren e.V. erhalten Sie eine Übersicht mit Anbietern anerkannter NLP-Lehrgänge.

DVNLP e.V.
Alte Jakobstr. 149
D-10969 Berlin
Telefon: 030 - 25387 -127
Telefax: 030 - 25387 -128
E-Mail: dvnlb@dvnlp.de
Web: http://www.dvnlp.de

Der NLP-Anwender ist jemand, der eine ausgeprägte Kommunikationsfähigkeit besitzt. Er kann auf andere zugehen und ist ein guter Zuhörer, der seinen Partner einen Schritt näher in Richtung Selbsterkenntnis und gelungene Kommunikation bringen kann. NLP-Anwender sind wahrnehmungsoptimiert, das heißt, sie sehen, hören, fühlen, riechen und schmecken bewusster als Menschen, die NLP nicht anwenden. Der NLP-Anwender handelt im Sinne der humanistischen Psychologie und missbraucht das ihm geschenkte Vertrauen und seine ihm zur Verfügung stehenden Techniken niemals für eine negative Manipulation seines Gesprächspartners.

Praxis-Check – Inhouse-Seminar

In der Häusliche Alten- und Krankenpflege ProCura GbR hat die Pflegedienstleitung ein Inhouse-Seminar zur besseren Kommunikation mit Angehörigen und Patienten durchgeführt. Sie selbst ist NLP-Trainerin und vermittelte ihren Mitarbeitern Techniken, die sich leicht in die Praxis umsetzen lassen. Besonders begeistert waren die Teilnehmer des Seminars von den erlernten Techniken, ihre eigene Stimmung zu beeinflussen (vgl. Kap. 3). Die hier gewonnenen Erkenntnisse lassen sich auch in der Kommunikation mit Angehörigen und Patienten anwenden.

Quick-Tipp!

Sorgen Sie dafür, dass Sie Ihre Kommunikation wahrnehmungsoptimierter gestalten. Sehen, hören, fühlen, riechen und schmecken Sie mehr.

1.3.4 Themenzentrierte Interaktion (TZI)

»Die themenzentrierte Interaktion nach Ruth C. Cohn ist ein Modell der Gruppenarbeit, das aus den Erkenntnissen der Psychoanalyse und den Einflüssen der Gruppentherapie entstanden ist.« (Löhmer & Standhardt, 1992: 9). Es handelt sich hierbei um ein pädagogisch-therapeutisches Konzept, das ganzheitliches Lernen auf der Basis einer Hilfe zur Selbsthilfe ermöglichen will und die Zusammenarbeit mit Gruppen vereinfacht. Die Manifeste der humanistischen Psychologie liegen auch dieser Methode zu Grunde (vgl. Kap. 1.3.3). Die Basis der TZI bilden insgesamt vier Aspekte. Bildlich dargestellt handelt es sich hierbei um die Eckpunkte einer Pyramide, die sich in eine Kugel einfügen, die wiederum das Umfeld darstellt (vgl. Abb. 4).

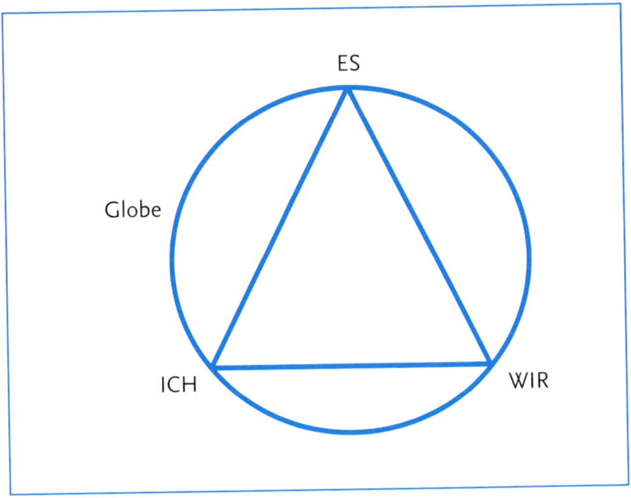

Abb. 4: Das TZI-Symbol als Ausdruck des Prinzips der dynamischen Balance

Die Eckpunkte markieren:

- das ICH: die Person, die sich selbst, den anderen und dem Thema zugewendet ist,
- das WIR: die Gruppenmitglieder, die durch die Zuwendung zum Thema und ihre Interaktion zur Gruppe werden,
- das ES: das Thema, die von der Gruppe behandelte Aufgabe.

Diese Punkte sind eingebettet in das Umfeld, das die Gruppe beeinflusst und von ihr beeinflusst wird. Dieses wird bezeichnet als GLOBE. Vor allem in Teamgesprächen mit mehreren Personen bietet die *themenzentrierte Interaktion* einen interessanten Interpretations- und Handlungsrahmen.

Praxis-Check – Teamgespräche

In der St. Johannes Krankenhaus GmbH finden auf jeder Station regelmäßige Teamgespräche statt. Zentraler Bestandteil ist die Analyse der Stimmung. Um eine Auskunft über die Stimmung zu erhalten, werden sowohl das Verhalten jedes Einzelnen als auch das Gruppenverhalten und der Einfluss der Umwelt beurteilt.

Quick-Tipp!

Sorgen Sie dafür, dass Sie in Ihrer Kommunikation alle Komponenten des TZI-Modells beachten. Beachten Sie vor allem auch den Einfluss der Umwelt.

Things to do:

Kommunikation ist elementar für die Bewältigung von Aufgaben in einem Unternehmen. Von ihr hängt weitestgehend der Erfolg eines Unternehmens ab.

- Der Kommunikationsexperte empfiehlt: »Kommunizieren Sie wohl überlegt, sachlich, klar und verständlich.«
- Der Kommunikationsexperte empfiehlt: »Klären Sie eigene Unsicherheiten vor dem Gespräch mit anderen Personen. Befragen Sie Ihr inneres Team.«
- Der Kommunikationsexperte empfiehlt: »Kommunizieren Sie wahrnehmungsoptimiert.«

Quick-Check

- Was wird unter den vier Seiten einer Nachricht verstanden?
- Was wird unter dem inneren Team verstanden?
- Was wird unter neurolinguistischem Programmieren verstanden?
- Was wird unter themenzentrierter Interaktion verstanden?

Kapitel 2:
Das Mitarbeitergespräch – eine Führungsaufgabe

Mitarbeitergespräch – das Wort ist in den letzten Jahren zu einem Aushängeschild für gute Personalführung geworden. Führung ist nicht möglich ohne die Weitergabe von Informationen und den Vorgang der Kommunikation, an dem mindestens ein Mitarbeiter und eine Führungskraft beteiligt sind. Heute wissen wir, dass erfolgreiche Führungskräfte auch erfolgreiche Mitarbeitergespräche führen. In ihnen wird der Mitarbeiter im Rahmen seiner individuellen Entwicklung unterstützt. Sie tragen zu seiner Motivation bei oder aber verdeutlichen, dass ein bestimmtes Verhalten nicht gezeigt werden darf und mahnen ab. In Mitarbeitergesprächen werden jedoch auch Hilfestellungen gegeben und Verständnis gezeigt. Im Gespräch mit dem Mitarbeiter kann eine Führungskraft vielfältige Aspekte bewirken, die für die jeweilige Führungssituation erforderlich sind und einen Führungserfolg bedingen. Mitarbeitergespräche ermöglichen eine geordnete Tätigkeit in einem Unternehmen und bieten die Plattform, von der ausgehend die Unternehmensziele mit den Mitarbeiterzielen in Einklang gebracht werden.

Lernziele Kapitel 2

In diesem Kapitel lernen Sie den Moderator-Ansatz der Führung kennen. Sie erfahren, inwiefern die Kommunikation einen Einfluss auf den Führungserfolg hat und welche Eigenschaften eine Führungskraft in ihrer Rolle als erfolgreicher Kommunikator mitbringen muss.

Input-Check – Wesentliche Inhalte
Eine erfolgreiche Führungskraft besitzt emotionale Intelligenz. Sie kann Führungssituationen schnell einschätzen und mit dem am besten geeigneten Führungsverhalten reagieren. Dabei bleibt sie jederzeit authentisch. Insbesondere in anlassbezogenen Mitarbeitergesprächen, die eine schnelle Reaktion erfordern, trägt dies zum Erfolg bei. Für regelmäßige Mitarbeitergespräche ist über die emotionale Intelligenz hinausgehend eine ausgeprägte Methodenkompetenz wichtig. Mit ihrer Hilfe können Gespräche angemessen vorbereitet, durchgeführt und nachbereitet werden.

2.1 Grundlagen der Gesprächsführung in Mitarbeitergesprächen

Mitarbeitergespräche können in zwei Gruppen differenziert werden, die aufgrund ihrer jeweiligen Besonderheiten eine unterschiedliche Vorgehensweise im Rahmen der Gesprächsführung benötigen. Es handelt sich um die nachfolgend kurz skizzierten Gruppen:

- Anlassbezogene Mitarbeitergespräche (vgl. Kap. 2.1.1)
- Regelmäßige Mitarbeitergespräche (vgl. Kap. 2.1.2).

Quick-Tipp!
Auch das Führen von Mitarbeitergesprächen kann gelernt werden. Mit einer angemessenen Reflexion lernen Sie aus jedem Gespräch. Gehen Sie auch vermeintlich schwierigen Gesprächen nicht aus dem Weg.

In einem erfolgreichen Unternehmen sind Führungskräfte tätig, die bei Vorfällen schnell und sicher mit einem anlassbezogenen Mitarbeitergespräch eine Klärung herbeiführen. Des Weiteren sehen sich diese Führungskräfte in der Lage, Führungsinstrumente des Unternehmens gezielt anzuwenden. Entsprechend dem Moderator-Ansatz der Führung sieht sich eine erfolgreiche Führungskraft in der Lage, das jeweils richtige Verhalten für eine besondere Situation zu zeigen und dadurch einen Führungserfolg zu erzielen (vgl. Abb. 5). Im Kontext der Gesprächsführung bedeutet dies, dass die Führungskraft den jeweils richtigen Ort, die richtigen Worte und den richtigen Ton für ein Gespräch mit einem Mitarbeiter finden muss.

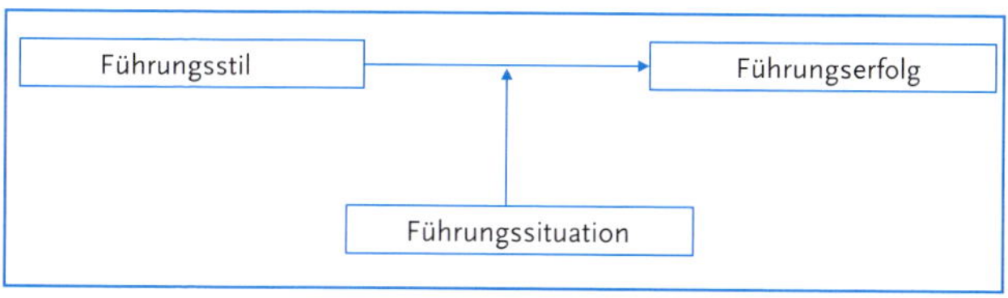

Abb. 5: Der Moderator-Ansatz der Mitarbeiterführung (aus: Steinmann & Schreyögg, 1997: 584)

> **Reminder!**
> Im Führungsalltag muss es sowohl anlassbezogene als auch regelmäßige Mitarbeitergespräche geben, die kompetent von einer Führungskraft geführt werden.

2.1.1 Anlassbezogene Mitarbeitergespräche

Anlassbezogene Gespräche werden mit einem Mitarbeiter geführt, wenn ihm möglichst zeitnah wichtige Informationen vermittelt werden sollen. Diese können sowohl einen positiven als auch einen negativen Inhalt haben. Anlassbezogene Gespräche nehmen im Vergleich zu den regelmäßigen Mitarbeitergesprächen meist nicht viel Zeit in Anspruch. Bei der Weitergabe negativer Inhalte oder komplexer Sachverhalte kann der Umfang sich jedoch verlängern.

Die besondere Herausforderung dieser Gespräche liegt in der Geschwindigkeit, mit der eine Führungskraft reagieren muss. Meist vergeht bis zu einem anlassbezogenen Mitarbeitergespräch nicht viel Zeit. Eine Vorbereitung fällt dementsprechend auch nur sehr kurz aus (vgl. Kap. 4.1).

Praxis-Check – Abmahnung

In der St. Johannes Krankenhaus GmbH musste Herr Gaworski (Geschäftsführer) einer Mitarbeiterin in der Verwaltung eine Abmahnung erteilen. Er sah selbst, wie die Mitarbeiterin private E-Mails während der Arbeitszeit abrief, obwohl dies laut einer Dienstanweisung untersagt ist. Herr Gaworski handelte sofort und sprach die Mitarbeiterin auf das Vergehen an. Als Führungskraft untersagte er ihr die weitere Bearbeitung der E-Mails und setzte sie darüber in Kenntnis, dass er sich weitere Schritte vorbehält. Drei Tage später erhielt die Mitarbeiterin eine Abmahnung mit dem zuvor beschriebenen Vorwurf, die eine Angabe der Zeugen sowie einen Verweis darauf enthielt, dass eine weitere Missachtung der Dienstanweisung zu weiteren rechtlichen Schritten führen kann.

Zu den anlassbezogenen Mitarbeitergesprächen gehören:

- Vorstellungsgespräch (vgl. Kap. 4.1.1)
- Einführungsgespräch (vgl. Kap. 4.1.2)
- Kritikgespräch (vgl. Kap. 4.1.3)
- Kündigungsgespräch (vgl. Kap. 4.1.4).

Checkliste

Erfolgsfaktoren im anlassbezogenen Mitarbeitergespräch

Anlassbezogene Mitarbeitergespräche zeichnen sich durch folgende Aspekte aus:

- schnelle Reaktion erforderlich – dadurch wenig oder keine Vorbereitungszeit
- negative/brisante Vorfälle als häufige Ursache – dadurch besonderes Geschick in der Gesprächsführung notwendig.

Wer ein anlassbezogenes Mitarbeitergespräch erfolgreich führen will, sollte folgende Fragen mit »Ja« beantworten können:

Erfolgsfaktor Rahmenbedingungen

- Raum: Haben Sie den richtigen Ort für das Gespräch gewählt?
- Informationen: Haben Sie alle in der Kürze der Zeit zu ermittelnden Informationen zusammengetragen?
- Beteiligte: Sind alle notwendigen Beteiligten in das Gespräch miteinbezogen?
- Vorbereitung: Haben Sie sich trotz der kurzen Zeit emotional und inhaltlich ausreichend gut auf das Gespräch vorbereitet?

Erfolgsfaktor Führungsarbeit

- Führung des betroffenen Mitarbeiters: Haben Sie eine Strategie für die Führung des Mitarbeiters im Anschluss an das Gespräch?
- Führung der Kollegen: Haben Sie eine Strategie für die Führung der Kollegen des betroffenen Mitarbeiters im Anschluss an das Gespräch?

Erfolgsfaktor Kommunikation im Gespräch

- Der »gute Ton«: Sind Ihr Ton und die Wortwahl dem Gespräch angemessen?
- Inhalt: Vermitteln Sie Sachbotschaften?

2.1.2 Regelmäßige Mitarbeitergespräche

Mitarbeitergespräche, die geplant und in festgelegten Abständen ablaufen, gehören zu den so genannten regelmäßigen Gesprächen. Bei diesen Gesprächen handelt es sich um Führungsmittel, die vom Unternehmen verabschiedet und für alle Führungskräfte verbindlich eingeführt wurden. Diese sollen die Führungsarbeit erleichtern und für die Führungskräfte ein konkretes Hilfsmittel darstellen. Mitarbeiter werden mit ihrer Einführung im Unternehmen über diese Führungsinstrumente informiert.

Der Abstand zwischen den einzelnen Gesprächen ist abhängig von der Gesprächsart und dem Gesprächsinhalt. In Unternehmen können die Abstände jedoch auch genau vordefiniert sein.

Praxis-Check – Beurteilungsgespräche

In der Seniorenresidenz Sonnenstift gGmbH finden einmal pro Jahr so genannte Beurteilungs- und Zielvereinbarungsgespräche statt. Hierbei beurteilt jede Führungskraft die Mitarbeiter anhand eines festgelegten Kriterienkatalogs. Der Umfang der Gespräche beträgt ca. 60 Minuten und endet mit einer Vereinbarung von Zielen, die Führungskraft und Mitarbeiter treffen. Meist werden Zwischenziele definiert, die vonseiten der Führungskraft kontrolliert werden. Maßnahmen zur Unterstützung durch die Führungskraft werden ebenfalls fest vereinbart. Die Ergebnisse des Gesprächs werden dokumentiert und in der Personalakte des Mitarbeiters abgeheftet.

Zu den regelmäßigen Mitarbeitergesprächen können unter anderem gezählt werden:

- Beurteilungsgespräch (vgl. Kap. 4.2.1)
- Zielvereinbarungsgespräch (vgl. Kap. 4.2.2)
- Dienstbesprechung (vgl. Kap. 4.2.3)
- Förder- und Entwicklungsgespräch (vgl. Kap. 4.2.4).

Checkliste

Erfolgsfaktoren im regelmäßigen Mitarbeitergespräch

Regelmäßige Mitarbeitergespräche zeichnen sich durch folgende Aspekte aus:

- Gute Vorbereitung erforderlich – Ergebnisse können große Tragweite haben
- Betreffen meist alle Mitarbeiter und haben einen im Vergleich zu anlassbezogenen Mitarbeitergesprächen größeren Umfang – deshalb gutes Zeitmanagement erforderlich

Wer ein regelmäßiges Mitarbeitergespräch erfolgreich führen will, sollte folgende Fragen mit »Ja« beantworten können:

Erfolgsfaktor Rahmenbedingungen

- Raum: Haben Sie den richtigen Ort für das Gespräch gewählt?
- Informationen: Haben Sie alle zu ermittelnden Informationen zusammengetragen und sich gut auf das Gespräch vorbereitet?
- Beteiligte: Haben Sie alle für das Gespräch notwendigen Personen einbezogen?
- Vorbereitung: Haben Sie sich emotional und inhaltlich ausreichend gut auf das Gespräch vorbereitet?

Erfolgsfaktor Führungsarbeit

- Führung des betroffenen Mitarbeiters: Haben Sie die eventuell notwendige Unterstützung des Mitarbeiters dokumentiert? Haben Sie Maßnahmen in die Wege geleitet?
- Führung der Kollegen: Haben Sie einen Plan, wie Sie mit eventuellen Konsequenzen für die Kollegen des Gesprächspartners umgehen?

Erfolgsfaktor Kommunikation im Gespräch

- Der »gute« Ton: Sind Ihr Ton und die Wortwahl dem Gespräch angemessen?
- Inhalt: Vermitteln Sie Sachbotschaften?

2.2 Aufgaben der Führungskraft

Im Rahmen der Durchführung von Mitarbeitergesprächen übernimmt die Führungskraft unterschiedliche Aufgaben. Es liegt in der Natur der Sache, dass die Führungskraft in der Interaktion mit dem Mitarbeiter sogar die Hauptarbeit wahrnehmen muss. Darüber hinaus trägt sie die Verantwortung für die Ergebnisse des Mitarbeitergesprächs.

Im Einzelnen geht es um Aufgaben, die folgende Bereiche betreffen:

- Gesprächsvorbereitung (vgl. Kap. 2.2.1)
- Gesprächsdurchführung (vgl. Kap. 2.2.2)
- Gesprächsnachbereitung (vgl. Kap. 2.2.3).

2.2.1 Aufgaben im Rahmen der Gesprächsvorbereitung

Eine Führungskraft trägt die Verantwortung für die Ergebnisse der Mitarbeitergespräche. Dementsprechend sollte sie die Möglichkeit einer ausreichenden Vorbereitung nutzen. Bei anlassbezogenen Gesprächen fällt diese im Vergleich zu regelmäßigen Gesprächen meist sehr kurz aus. Dennoch sollte grundsätzlich versucht werden, zeitnah einige Fragen zu beantworten.

Checkliste
Aufgaben im Rahmen der Gesprächsvorbereitung

Im Rahmen der Vorbereitung von Gesprächen sind grundsätzlich folgende Fragen zu beantworten:

- Ist der Ort angemessen für das Gespräch?
- Sind alle Beteiligten anwesend?
- Stehen Ihnen alle in der vorliegenden Zeit zu sammelnden Informationen für das Mitarbeitergespräch zur Verfügung?

Denken Sie jedoch vor allem auch an sich, denn Sie müssen das Gespräch führen:

- Haben Sie die richtige Stimmung, um ein Mitarbeitergespräch zu führen?

2.2.2 Aufgaben im Rahmen der Gesprächsdurchführung

Selbstmanagement (vgl. Kap. 2.3.2) ist im Rahmen der Gesprächsdurchführung gefragt. Die Führungskraft muss in jeder Situation das Gespräch beherrschen und zu dem gewünschten Ergebnis führen. Sie benötigt einen Leitfaden für das Gespräch und muss sich in der Lage sehen, auf die Stimmung des Mitarbeiters und seine Argumente adäquat zu reagieren.

Checkliste

Aufgaben im Rahmen der Gesprächsdurchführung

Im Rahmen der Durchführung von Gesprächen sind folgende Aspekte zu bedenken:

- Verfolgen Sie einen roten Faden?
- Stimmt Ihr Zeitmanagement für das Gespräch?
- Kann der Mitarbeiter Ihren Gedanken folgen?
- Sind die wesentlichen Botschaften angekommen?

Denken Sie jedoch vor allem auch an sich, denn Sie müssen das Gespräch führen:

- Sind Sie ausreichend gut vorbereitet?
- Haben Sie ausreichend mentale Kraft zur Durchführung des Gesprächs?
- Sind Sie in der richtigen Stimmung zur Durchführung des Gesprächs?

2.2.3 Aufgaben im Rahmen der Gesprächsnachbereitung

Viele Gespräche erfordern eine Nachbereitung. Insbesondere bei den regelmäßigen Mitarbeitergesprächen darf auf eine Dokumentation der Gesprächsergebnisse nicht verzichtet werden. Des Weiteren sollten Sie auf den persönlichen Gewinn aus dem Gespräch setzen. Jedes Gespräch bietet Ihnen die Möglichkeit zur Reflexion und zum Sammeln von Erfahrungen, die für alle zukünftigen Gespräche wichtig sind.

Checkliste
Aufgaben im Rahmen der Gesprächsnachbereitung
Im Rahmen der Nachbereitung von Gesprächen sind folgende Aspekte zu bedenken:

- Ist eine Dokumentation erforderlich?
- Müssen weitere Personen über den Gesprächsverlauf in Kenntnis gesetzt werden?
- Ist ein weiteres Gespräch mit dem Mitarbeiter erforderlich?
- Hat das Gespräch weiter reichende Konsequenzen, die besondere Maßnahmen erforderlich machen?

Reflektieren Sie das Gespräch mit folgenden Fragen:

- Haben Sie das Gespräch am richtigen Ort geführt?
- Haben Sie das Gespräch mit den richtigen Worten geführt?
- Haben Sie das Gespräch mit dem richtigen Ton geführt?
- Haben Sie das Gespräch in der richtigen Stimmung geführt?
- Sind alle Informationen beim Empfänger angekommen?

2.3 Kompetenzen der Führungskraft

Für die erfolgreiche Kommunikation mit Mitarbeitern benötigt eine Führungskraft *emotionale Intelligenz* (vgl. Loffing, 2005).

Definition

Emotionale Intelligenz ist das Vermögen, sich selbst und die Beziehungen zu anderen effektiv zu steuern. Emotionale Intelligenz setzt sich aus vier grundlegenden Fähigkeiten zusammen:

- Selbstreflexion
- Selbstmanagement
- soziales Bewusstsein
- Sozialkompetenz.

Bereits in den 90er-Jahren stellte die Forschung erstmals eine Verbindung zwischen der emotionalen Intelligenz von Führungskräften und den Geschäftsergebnissen in Unternehmen her (vgl. Goleman, 2000). Bis zum heutigen Tage wurden vielfältige Belege dafür gefunden, dass erfolgreiche Führungskräfte über eine hohe emotionale Intelligenz verfügen müssen.

Die vier grundlegenden Fähigkeiten der emotionalen Intelligenz lassen sich durch jeweils mehrere Eigenschaften skizzieren.

2.3.1 Selbstreflexion

Emotionale Selbstreflexion

Die Fähigkeit zur Selbstreflexion ist für die Tätigkeit als Führungskraft besonders entscheidend. Nur wer seine eigenen Gefühle wahrnehmen kann, ist in der Lage, deren Konsequenzen einzuschätzen. Gefühle zu steuern fällt schwer. Auch eine sehr gute Führungskraft kann an der Schwelle zu ihrem Büro nicht alle Emotionen ausschalten und zum »Führungsroboter« mutieren. Dies ist jedoch auch gar nicht notwendig, denn menschlich zu sein ist normal. Dies bedeutet, dass auch Gefühle gezeigt werden dürfen. Wer jedoch seine Gefühle rechtzeitig erkennt, hat den Vorteil, dass er damit besser umgehen kann. Aus unkontrolliert ausbrechenden, destruktiven Emotionen resultierende Konsequenzen für einen Mitarbeiter können somit verhindert werden. Dies kommt dem Mitarbeiter, dem Unternehmen und der Führungskraft selbst zugute.

Zutreffende Selbsteinschätzung

Jede Führungskraft besitzt Stärken und Schwächen. Die realistische Einschätzung von Stärken und Schwächen ermöglicht es, die persönlichen Stärken geschickter einzusetzen. Auch ein gezieltes Fördern der Stärken und ein Nutzen der Potenziale werden dadurch möglich. Stärken können dort eingebracht werden, wo sie benötigt werden. Erkannte Schwächen können ausgeglichen werden. Hier kann kurz- oder langfristig eine Umwandlung in Stärken erfolgen, oder aber es wird eine notwendige Unterstützung in Anspruch genommen.

Selbstbewusstsein

Ein gesundes und angemessenes Selbstbewusstsein benötigt eine Führungskraft natürlich auch. Stärken können nur dann gewinnbringend eingesetzt werden, wenn das nötige Selbstbewusstsein vorhanden ist. Das Eingestehen von Schwächen setzt dies ebenfalls voraus. Darüber hinaus kann eine Führungskraft nur dann herausfordernde Aufgaben bewältigen, wenn Sie über ausreichend Selbstbewusstsein verfügt.

Reminder!

Benötigt werden in Unternehmen sich selbst reflektierende, Stärken und Schwächen erkennende sowie selbstbewusste Führungskräfte. Diese werden von Mitarbeitern authentisch und damit vertrauenswürdig und motivierend empfunden.

Tab. 2: Selbstreflexion in der Übersicht (aus: Goleman, 2000: 11)

Selbstreflexion
Emotionale Selbstreflexion: Die Fähigkeit, seine eigenen Gefühle festzustellen und zu verstehen sowie deren Auswirkung auf Arbeitsleistung, Beziehungen zu anderen und dergleichen zu erkennen.
Zutreffende Selbsteinschätzung: Zur realistischen Beurteilung seiner eigenen Stärken und Schwächen fähig sein.
Selbstbewusstsein: Ein ausgeprägtes und positives Gefühl für den eigenen Wert.

Praxis-Check – Selbstreflexion

Elisabeth Reichelt ist die Pflegedienstleitung in der St. Johannes Krankenhaus GmbH. Sie besitzt ein ausgeprägtes Maß an Selbstreflexion. Von ihren Mitarbeitern wird sie als eine sich selbst reflektierende, Stärken und Schwächen erkennende sowie selbstbewusste Führungskraft geschätzt. Mitarbeiter sagen über sie aus, dass sie auch einmal einen Fehler zugeben kann. Des Weiteren sehen die Mitarbeiter, dass sich der Pflegedienst im Krankenhaus in einer professionellen Hand befindet.

Praxis-Check – Selbstreflexion

Können Sie Ihre eigenen Gefühle wahrnehmen?

- Wenn ja, in welchen Situationen haben Sie dies bewiesen?

Kennen Sie Ihre Stärken?

- Wenn ja, in welchen Bereichen liegen Ihre Stärken?

- Wenn ja, wie setzen Sie Ihre Stärken ein?

Kennen Sie Ihre Schwächen?

- Wenn ja, in welchen Bereichen liegen Ihre Schwächen?

- Wenn ja, wie gehen Sie mit Ihren Schwächen um?

Sind Sie selbstbewusst?

- Wenn ja, in welchen Situationen haben Sie dies bewiesen?

- Worauf basiert Ihr Selbstbewusstsein?

2.3.2 Selbstmanagement

Selbstkontrolle

Nicht alle Gefühle können jederzeit gesteuert werden. Eine gute Selbstkontrolle trägt jedoch dazu bei, destruktive Gefühle zu beherrschen. Gewinner werden Kollegen, Mitarbeiter, Bewohner, Patienten, deren Angehörige und natürlich die Führungskraft selbst sein. Emotionale Entgleisungen können vermieden werden, was maßgeblich zum Führungserfolg beiträgt. Emotionale Ausbrüche kosten Zeit und Kraft. Bei eventuellen Verletzungen muss ein oft langwieriger Prozess in Gang gesetzt werden, um das Verhältnis zwischen Mitarbeiter und Führungskraft wiederherzustellen.

Vertrauenswürdigkeit

Vertrauen ist die Basis einer guten Zusammenarbeit zwischen Führungskraft und Mitarbeiter. Nur auf dieser Grundlage ist ein Führungserfolg zu erwarten. Die Konsequenzen, die aus der mangelnden Vertrauenswürdigkeit einer Führungskraft resultieren, sind derart negativ, dass in einem solchen Fall über eine Neubesetzung der Position nachgedacht werden muss. Mitarbeiter werden einer Führungskraft, der sie nicht vertrauen, auch nicht folgen. In diesem Fall würde das Gesamtergebnis eines Teams infrage gestellt.

Gewissenhaftigkeit

»*Wir verlangen von unseren Führungskräften vor allem Gewissenhaftigkeit*« äußerte sich der Pflegedirektor eines Krankenhauses. Im Prozess der Führung von Mitarbeitern spielt Gewissenhaftigkeit eine entscheidende Rolle. Eine Führungskraft trägt eine große Verantwortung. Nur mit ausreichender Gewissenhaftigkeit können Mitarbeiter angemessen geführt werden. Zuverlässigkeit und Konsequenz sind unabdingbare Voraussetzungen für das Erreichen gemeinsamer Ziele.

Anpassungsfähigkeit

Eine weitere wichtige Eigenschaft einer Führungskraft ist ihre Anpassungsfähigkeit. Abteilungen in einem Unternehmen werden ständig mit neuen Situationen konfrontiert. In kurzer Zeit muss sich eine Führungskraft auf wechselnde Anforderungen einstellen und die richtigen Entscheidungen treffen. Wer als Führungskraft seine eigenen Veränderungswiderstände nicht rechtzeitig überwinden kann, ist heute in einem Unternehmen in einer solchen Position nicht gut aufgehoben. Dabei sollte allerdings bedacht werden, dass eine Führungskraft nicht blind neue Situationen akzeptieren muss. Eine gesunde Skepsis und Kritik sind angemessen und erforderlich.

Leistungsorientierung und Tatkraft

Auch die Eigenschaften Leistungsorientierung und Tatendrang werden guten Führungskräften zugeschrieben. Eine Führungskraft muss Motivator ihres Teams sein und jeden einzelnen Mitarbeiter zu Höchstleistungen aktivieren können. Eine leistungsorientierte Führungskraft setzt hohe, aber erreichbare Ziele. Sie schätzt die Fähigkeiten der Mitarbeiter richtig ein und fördert diese individuell. Über Zielvereinbarungen wird jeder Mitarbeiter dazu gebracht, seinen Beitrag zum Erreichen des Gesamtergebnisses zu leisten. Eine erfolgreiche Führungskraft besitzt Tatendrang. Selbst in »ruhigen« Zeiten denkt sie über Maßnahmen nach, die ergriffen werden können, um ein besseres Betriebsergebnis zu erreichen.

Reminder!
Eine Führungskraft muss über ein gutes Selbstmanagement verfügen. Selbstkontrolle, Vertrauenswürdigkeit, Gewissenhaftigkeit, Anpassungsfähigkeit, Leistungsorientierung und Tatendrang zeichnen eine erfolgreiche Führungskraft aus.

Tab. 3: Selbstmanagement in der Übersicht (aus: Goleman, 2000: 11)

Selbstmanagement
Selbstkontrolle: Fähigkeit, destruktive Gefühle und Aufwallungen zu beherrschen **Vertrauenswürdigkeit:** ständige Bestätigung der eigenen Ehrlichkeit und Integrität **Gewissenhaftigkeit:** Fertigkeit, sich selbst und seinen Verpflichtungen gerecht zu werden **Anpassungsfähigkeit:** Gabe, sich wechselnden Situationen anpassen und Hindernisse überwinden zu können **Leistungsorientierung:** Antrieb, einen hohen inneren Leistungsanspruch zu erfüllen **Tatkraft:** Bereitschaft, Chancen zu nutzen

Praxis-Check – Selbstmanagement
Peter Blankmann ist als Trainee in der St. Johannes Krankenhaus GmbH beschäftigt. Trotz seines geringen Alters verfügt er über ein ausgeprägtes Selbstmanagement. Erst jüngst bewies er in einem Streitgespräch, dass er eine ausgeprägte Selbstkontrolle besitzt. Ein weiterer Trainee-Teilnehmer entgleiste emotional und beschimpfte ihn. Herr Blankmann blieb jedoch ruhig und konnte den Streit schließlich sogar schlichten.

Praxis-Check – Selbstmanagement

Können Sie Ihre eigenen Gefühle kontrollieren?

- Wenn ja, in welchen Situationen haben Sie dies bewiesen?

Erwecken Sie auf andere den Eindruck der Vertrauenswürdigkeit?

- Wenn ja, worauf begründet sich dieses Vertrauen?

Was heißt Vertrauenswürdigkeit für Sie?

- Überprüfen Sie, inwiefern auch Ihre Mitmenschen dieser Definition zustimmen.

Kommen Sie Ihren Aufgaben gewissenhaft nach?

- Wenn ja, wo haben Sie dies zuletzt bewiesen?

Können Sie sich an wechselnde Situationen anpassen?

- Wenn ja, in welchen Situationen haben Sie dies bewiesen?

Wo liegt Ihr eigener Leistungsanspruch?

- Hemmt oder fördert Sie dieser Leistungsanspruch?

Bleibt bei Ihrem Leistungsanspruch noch ausreichend Zeit für Sie selbst und Ihre privaten sozialen Kontakte?

Nutzen Sie jede Chance oder lassen Sie Chancen aus?

- Was war die letzte große Chance, die Sie ergriffen haben?

2.3.3 Soziales Bewusstsein

Empathie

Pflegekräfte können im Vergleich zu anderen Berufsgruppen besonders gute Führungskräfte sein, denn eine Grundvoraussetzung für die Tätigkeit als Pflegekraft ist Empathie. Ein gutes Einfühlungsvermögen benötigt auch jede Führungskraft. Stimmungen von Mitarbeitern müssen erkannt werden, um sich adäquat verhalten zu können. Es muss erkannt werden, bei welchem Mitarbeiter in welchen Situationen Motivation gefragt ist, wo ein Vier-Augen-Gespräch angemessen ist und wo Leistungsorientierung und Druck nicht benötigt werden.

Sinn für unternehmensinterne Vorgänge

Wo Menschen zusammenarbeiten, kann es zu Konflikten kommen. Hier ist es Aufgabe der Führungskraft, als Katalysator oder Mediator zu vermitteln. Bei persönlichen Konflikten muss sie die Fähigkeit besitzen, diese fair zu gestalten, um ein positives Ergebnis zu erreichen. Unternehmensinterne Strömungen müssen erfasst werden. Weiterhin müssen Netze zu anderen Abteilungen, Kollegen etc. aufgebaut und langfristig gepflegt werden können.

Service-Orientierung

Ohne Service-Orientierung ist ein Erfolg als Führungskraft kaum zu erwarten. Pflegerische Einrichtungen sind Dienstleistungsunternehmen, für die ein guter Service elementarer Erfolgsfaktor ist. Eine Führungskraft muss in diesem Zusammenhang Vorbild sein, Mitarbeiter in Sachen Service-Orientierung schulen können und dazu beitragen, dass Kunden die Führungskraft als vertrauenswürdigen und serviceorientierten Ansprechpartner erkennen und akzeptieren.

Reminder!

Ohne soziales Bewusstsein ist ein Führungserfolg nicht zu erwarten. Eine Führungskraft muss sich deshalb ständig in unterschiedliche Personen einfühlen, unternehmensinterne Vorgänge erkennen und Konflikte lösen. Des Weiteren soll sie Vorbild in Sachen Service-Orientierung sein.

Tab. 4: Soziales Bewusstsein in der Übersicht (aus: Goleman, 2000:11)

Soziales Bewusstsein
Empathie: Befähigung, sich in andere Menschen einzufühlen, deren Sichtweisen zu verstehen und sich für deren Sorgen wirklich zu interessieren
Sinn für unternehmensinterne Vorgänge: Fähigkeit, Strömungen im Unternehmensalltag wahrzunehmen, Entscheidungsnetze aufzubauen und mit internen Konflikten zurechtzukommen
Service-Orientierung: Gabe, Bedürfnisse der Kunden zu erkennen und zu befriedigen

Praxis-Check – Soziales Bewusstsein

Frau Kaltenbach ist Qualitätsmanagementbeauftragte in der St. Johannes Krankenhaus GmbH. Sie zeichnet sich durch eine ausgeprägte Service-Orientierung aus, die ihr in ihrer Funktion besonders hilft. Bereits mehrfach hat sie auch andere Mitarbeiter in Sachen Service-Orientierung erfolgreich geschult. Sie ist in der Lage, eine heute notwendige Dienstleistermentalität authentisch zu vermitteln.

Praxis-Check – Soziales Bewusstsein

Können Sie sich in andere Menschen einfühlen?

- Wenn ja, wann und in welchen Situationen haben Sie dies bewiesen?

Haben Sie ein Gespür für unternehmensinterne Vorgänge?
- Wenn ja, wann und in welchen Situationen haben Sie dies bewiesen?

____

____

____

Erkennen Sie die Bedürfnisse Ihrer Kunden?
- Wenn ja, wann haben Sie dies zuletzt bewiesen?

____

____

____

2.3.4 Sozialkompetenz

Visionäre Führerschaft
Eine Führungskraft muss auch Motivator sein. Zur Motivation der Mitarbeiter trägt eine Vision bei, die von einer Führungskraft erzeugt wird. Diese soll den Mitarbeitern Klarheit vermitteln sowie Sinn und Ziel des gemeinsamen Handelns verdeutlichen. Angestrebt wird eine Identifikation mit der Vision des Unternehmens, die alle Mitarbeiter motiviert.

Einfluss
Eine emotional intelligente Führungskraft verfügt über ein breites Spektrum an Einflussmöglichkeiten, die nicht angeboren sind, sondern erlernt werden können. Mit ausreichend Routine kann sie diese gezielt in der jeweils richtigen Situation einsetzen und auch damit einen Beitrag zum Führungserfolg leisten.

Förderung anderer

Eine Führungskraft muss jedoch auch Mentor und Coach sein. Wer seine Mitarbeiter systematisch unterfordert, wird als Führungskraft verlieren. Heute sind mehr denn je mitdenkende Mitarbeiter gefragt. Diese wollen jedoch nicht nur gefordert, sondern auch gefördert werden. Es ist Aufgabe der Führungskraft, die Mitarbeiterpotenziale zu erkennen und für das Unternehmen gewinnbringend zu fördern.

Kommunikationsfähigkeit

Eine weitere wichtige Fähigkeit ist die Kommunikationsfähigkeit. Führungskräfte weisen an, verhandeln, diskutieren etc. Gute kommunikative Fähigkeiten sind hierfür unabdingbar.

Katalysator des Wandels

Unternehmen sind heute einem kontinuierlichen Wandel ausgesetzt. Einer Studie von Peters & Waterman zufolge kommt es alle fünf Jahre zu einem unternehmensweiten Wandel (1986). Die Veränderungen werden vor allem von den Mitarbeitern umgesetzt und getragen. Führungskräfte leisten hierbei Überzeugungsarbeit, geben die Richtung vor und motivieren. Sie sind der Motor des Wandels.

Konfliktmanagement

Überall wo Menschen zusammenarbeiten, kommt es von Zeit zu Zeit zu Meinungsverschiedenheiten. Konflikte sind produktiv, denn sie verdeutlichen unterschiedliche Standpunkte. Nur durch Konflikte können gemeinsame neue Wege gefunden werden. Die Führungskraft muss die Fähigkeit besitzen, Konflikte konstruktiv zu steuern, sie bei Bedarf zu entschärfen und Lösungen herbeizuführen.

Kontaktfähigkeit und Teamarbeit

Des Weiteren muss eine Führungskraft über gute Fähigkeiten verfügen, Kontakte zu knüpfen. Personen müssen zu Teams zusammengeführt, Kontakte zu Personen aus anderen Abteilungen geknüpft und Kunden akquiriert werden.

> **Reminder!**
> Eine gute Führungskraft verfügt über eine ausgeprägte Sozialkompetenz. Sie kann Visionen aufbauen und dafür begeistern, Einfluss ausüben, andere fördern, kommunizieren, den Wandel steuern, Konflikte meistern, Verbindungen knüpfen und Mitarbeiter zu Teams zusammenführen.

Tab. 5: Sozialkompetenz in der Übersicht (aus: Goleman, 2000: 11)

Sozialkompetenz
Visionäre Führerschaft: Fähigkeit, Verantwortung zu übernehmen und andere durch eine mitreißende Vision zu inspirieren
Einfluss: Vorteil, ein ganzes Spektrum an wirkungsvollen Taktiken einsetzen zu können
Förderung anderer: Bereitschaft, die Fähigkeiten anderer durch Feed-back und Anleitung zu stärken
Kommunikation: Fertigkeit, anderen zuzuhören und klare, überzeugende und abgewogene Botschaften aussenden zu können
Katalysator des Wandels: Fähigkeit, zu neuen Ideen anzuregen und richtungweisend zu führen
Konfliktmanagement: Die Gabe, Meinungsgegensätze zu entschärfen und einvernehmliche Lösungen herbeizuführen
Knüpfen von Verbindungen: Geschick, ein Beziehungsnetz zu schaffen und zu pflegen

Teamarbeit und Zusammenarbeit: Fähigkeit, Kooperationen und Teams zu fördern

---

Praxis-Check – Sozialkompetenz
Herr Gaworski ist Geschäftsführer der St. Johannes Krankenhaus GmbH. Er zeichnet sich durch eine ausgeprägte Sozialkompetenz aus. Seine direkten Mitarbeiter schätzen ihn als guten Zuhörer und Förderer.

Praxis-Check – Sozialkompetenz
Können Sie andere mitreißen?

- Wenn ja, in welchen Situationen haben Sie dies bewiesen?

___

___

___

Welche wirkungsvollen Taktiken stehen Ihnen zur Verfügung?

___

___

___

Sind Sie bereit, andere zu fördern?

- Wenn ja, wann haben Sie zuletzt eine andere Person gefördert?

___

___

___

Wie schätzen Sie Ihr Kommunikationsvermögen ein?

- Überprüfen Sie Ihre Einschätzung, indem Sie sie mit jemand anderem diskutieren.

Können Sie andere Personen zu neuen Ideen anregen?

- Wenn ja, in welchen Situationen haben Sie dies bewiesen?

Können Sie bei Meinungsverschiedenheiten schlichten?

- Wenn ja, in welchen Situationen haben Sie dies bewiesen?

Können Sie Beziehungen schaffen?

- Wenn ja, wann und in welcher Situation haben Sie dies zuletzt bewiesen?

Können Sie Kooperationen fördern?

- Wenn ja, wann und in welcher Situation haben Sie dies zuletzt bewiesen?

2.3.5 Weitere Kompetenzen

Nicht unberücksichtigt bleiben soll, dass die Führungskraft für die kompetente Gesprächsführung selbstverständlich auch Fach- und Methodenkompetenz besitzen muss. Zusammen mit der emotionalen Intelligenz verfügt eine Führungskraft damit über eine so genannte Handlungskompetenz (vgl. Abb. 6).

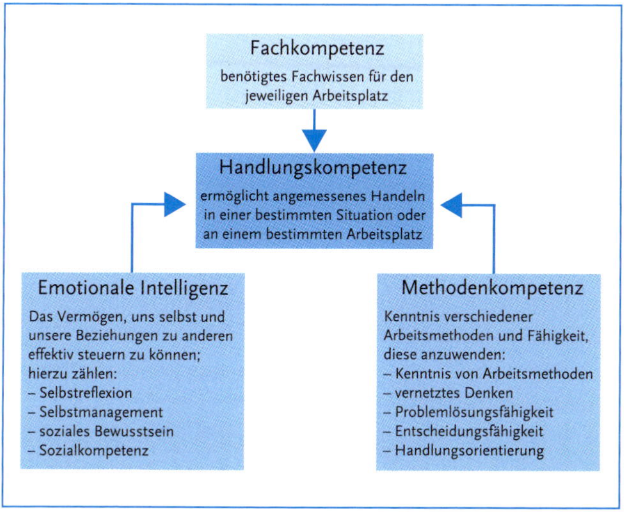

Abb. 6: Handlungskompetenz

Fachkompetenz

Die Fachkompetenz wird in diesem Zusammenhang nicht explizit erläutert. Sie sollte Grundvoraussetzung dafür sein, dass jemand zur Führungskraft befördert wird.

Praxis-Check – Beförderung

Frau Höltken-Schnabel ist Stationsleitung in der St. Johannes Krankenhaus GmbH. Sie hat bereits ihre Ausbildung an der angegliederten Krankenpflegeschule absolviert und im Anschluss an ihren sehr guten Abschluss als Pflegekraft auf einer gynäkologischen Station ihre Arbeit aufgenommen. Nach zwei Jahren wurde sie zur stellvertretenden Stationsleitung ernannt. Sie zeichnete sich immer wieder durch Fachwissen und großes Engagement aus. Darüber hinaus wirkte sie in kritischen Situationen als Katalysator für das Team. Die Pflegedienstleitung erkannte schnell das Potenzial von Frau Höltken-Schnabel und bewilligte ihr eine Qualifizierung zur Stationsleitung. Weitere zwei Jahre nach Abschluss der Qualifizierung wurde sie zur Stationsleitung befördert. Diese Position bekleidet sie erfolgreich seit nunmehr fünf Jahren.

Methodenkompetenz

Unter Methodenkompetenz wird die Kenntnis über verschiedene Arbeitsmethoden verstanden und die Fähigkeit, diese anzuwenden. Ein Fundament an geeigneten Arbeitsmethoden für die Durchführung von Mitarbeitergesprächen stellen die in Kapitel 1 vorgestellten Gesprächsmodelle dar. Diese werden in Kapitel 3 auf die jeweiligen Gesprächsformen angewandt. Zusammen mit den dargestellten Checklisten in diesem Kapitel können diese zu Ihrem Handwerkszeug in der Gesprächsführung werden.

Quick-Tipp!

Fördern Sie Ihre Methodenkompetenz in Sachen Gesprächsführung. In Seminaren können Sie unterschiedliche Methoden und rhetorische Mittel kennen lernen, die Ihnen die erfolgreiche Gesprächsführung langfristig vereinfachen.

Things to do:

Die erfolgreiche Durchführung von Mitarbeitergesprächen erfordert Handlungskompetenz.

- Der Kommunikationsexperte empfiehlt: »Werden Sie emotional intelligent.«
- Der Kommunikationsexperte empfiehlt: »Erwerben Sie Fachkompetenz.«
- Der Kommunikationsexperte empfiehlt: »Erwerben Sie Methodenkompetenz.«

Quick-Check

- Was ist bei anlassbezogenen Mitarbeitergesprächen besonders zu beachten?
- Was ist bei regelmäßigen Mitarbeitergesprächen besonders zu beachten?
- Welche Aufgaben hat eine Führungskraft im Rahmen der Gesprächsvorbereitung zu übernehmen?
- Welche Aufgaben hat eine Führungskraft im Rahmen der Gesprächsdurchführung zu übernehmen?
- Welche Aufgaben hat eine Führungskraft im Rahmen der Gesprächsnachbereitung zu übernehmen?
- Was wird unter Selbstreflexion verstanden?
- Was wird unter Selbstmanagement verstanden?
- Was wird unter sozialem Bewusstsein verstanden?
- Was wird unter Sozialkompetenz verstanden?
- Woraus setzt sich Handlungskompetenz zusammen?

Kapitel 3: Ein Gesprächsmodell für Mitarbeitergespräche

Ein erfolgreicher Kommunikator verfügt unter anderem über eine ausgeprägte Methodenkompetenz. Auf der Grundlage hoher emotionaler Intelligenz (vgl. Kap. 2) und unter Anwendung ausgewählter Kommunikationsmethoden (vgl. Kap. 1) können Gespräche erfolgreich geführt werden.

Lernziele Kapitel 3

In diesem Kapitel lernen Sie ein Gesprächsmodell kennen, das Ihnen zukünftig bei Mitarbeitergesprächen helfen kann, diese erfolgreich durchzuführen und zu beenden. Sie können ausgewählte Methoden in ihrer Anwendung kennen lernen und über einen eventuellen Einsatz in Ihren Gesprächen entscheiden. In diesem Kapitel wollen wir Ihr Interesse für Kommunikationsmethoden wecken. Wir hoffen, dass Sie die Erkenntnisse durch eine weitere Literaturrecherche vertiefen werden.

Input-Check – Wesentliche Inhalte

Auf der Basis der richtigen Einstellung und unter Anwendung ausgewählter Gesprächsmethoden kann ein erfolgreiches Mitarbeitergespräch geführt werden. NLP, TZI und weitere Modelle liefern ein breites Repertoire an Möglichkeiten, um auch in einem schwierigen Gespräch einen vertrauensvollen Kontakt zu einem Mitarbeiter zu bekommen. Deeskalationsstrategien, die von dem einfachen Hinweis über die Metakommunikation bis zum Vertagen und dem Hinzuziehen einer dritten Person reichen, tragen ebenfalls zur erfolgreichen Gesprächsführung bei. Gewinner werden die Führungskraft, der Mitarbeiter, die Kollegen und das Unternehmen sein.

3.1 Grundlage eines Mitarbeitergesprächs

Ein Gespräch verläuft positiv, wenn Sie als Führungskraft Ihrem Mitarbeiter Wertschätzung entgegenbringen. Unabhängig davon, ob es in einem Gespräch um Probleme und Defizite geht, jeder Mitarbeiter verfügt auch über Potenziale und Stärken. Diese dürfen nicht völlig außer Acht gelassen werden. Eine Führungskraft, die auch kritische Dinge anspricht – eventuell sogar eine Abmahnung erteilt –, aber dennoch den Mitarbeiter für seine Leistungen und Stärken wertschätzt, wird das Gespräch auf einer erfolgreichen Basis führen können. Der Mitarbeiter wird in diesem Fall eher bereit sein, aus seinem Fehler zu lernen.

Quick-Tipp!
Versuchen Sie eine »Win-Win-Situation« zu schaffen. Der Mitarbeiter muss bei jedem Feed-back die Möglichkeit haben, auch einen Gewinn für sich herauszuziehen.

Wenn das Gespräch nicht eskalieren soll, achten und respektieren Sie Ihren Gesprächspartner. Soll der Mitarbeiter Sie schätzen und ehrlich behandeln? Dann seien Sie so fair und verhalten sich ebenso. Nehmen Sie sich der Probleme und Empfindlichkeiten Ihres Mitarbeiters an. Unterstützen Sie andere kulturelle Gewohnheiten und unterschiedliche Arbeitsstile. Versuchen Sie immer Gesprächslösungen zu finden, die für beide Seiten annehmbar sind. Nicht haltbare Versprechungen sollten erst gar nicht geäußert werden. Wenn Sie Ihrem Mitarbeiter Aufstiegchancen ermöglichen wollen, seien Sie sich auch sicher, dass diese eingehalten werden können. Ihre Absichten sollten glaubwürdig sein. Wenn Sie eine Rolle schlecht spielen, überzeugen Sie Ihren Gesprächpartner nicht, sondern machen ihn misstrauisch. Seien Sie Sie selbst und stehen Sie zu Ihrem Wort. Regeln und Vorschriften, die Sie Ihrem Mitarbeiter aufstellen, sollten auch für Sie gelten. Setzen Sie angekündigte Konsequenzen um.

Kommunizieren Sie nicht in Du-Botschaften. Hierbei fühlt sich der Gesprächspartner angegriffen und verliert die Möglichkeit, das Problem selbst zu lösen. Sie als Sender berauben sich mit Du-Botschaften Ihrer eigenen Gefühle und inneren Klarheit. Ich-Botschaften hingegen enthalten einen viel höheren Selbstoffenbarungsanteil. Das bedeutet, dass Sie Ihre eigenen Emotionen mitteilen und dadurch auch Vertrauen zeigen. Zum Beispiel wäre eine Aussage wie »Ihnen ist aber auch nichts zuzutrauen« unpersönlicher und verletzender als die gleiche Botschaft »Ich bin mir sicher, Sie können das besser. Wo liegen die Schwierigkeiten bei der Bearbeitung der Aufgabe?«

Kommt es in einem Gespräch doch zu einer Eskalation, weil Sie sich immer wieder im Kreis Ihrer Argumente drehen oder weil das Gespräch stark emotional geführt wird, bedienen Sie sich der Metakommunikation.

Reminder!

- Versuchen Sie eine »Win-Win-Situation« zu schaffen.
- Seien Sie respektvoll und achten Sie Ihren Mitarbeiter.
- Verhalten Sie sich glaubwürdig.
- Vermeiden Sie Inkonsequenz.
- Senden Sie »Ich-Botschaften«.
- Arbeiten Sie bei Störungen mit der Metakommunikation.

3.2 Mit Methode zum Erfolg

Auf der Grundlage der gerade geschilderten Aspekte kann auch ein Mitarbeitergespräch erfolgreich geführt werden. Die Anwendung ausgewählter Methoden in den Phasen Gesprächsvorbereitung (vgl. Kap. 3.2.1), Gesprächsdurchführung (vgl. Kap. 3.2.2) und Gesprächsnachbereitung (vgl. Kap. 3.2.3) sichert den Gesprächserfolg. Die nachfolgend skizzierten Methoden und deren Einfluss auf einzelne Phasen im Mitarbeitergespräch gibt Abbildung 7 wieder.

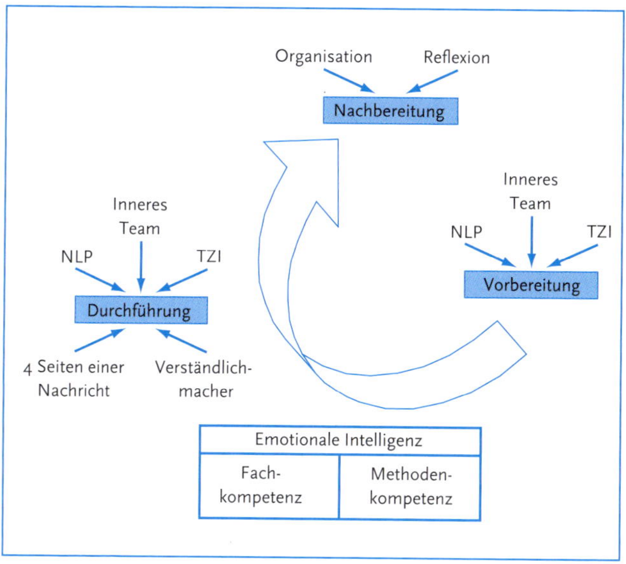

Abb. 7: Mit Methode zum Erfolg im Mitarbeitergespräch

3.2.1 Phase 1: Vorbereitung – sicher ins Gespräch gehen

Eine gute Vorbereitung gibt Sicherheit und lässt auch schwierige Gespräche mit einem zuvor entwickelten roten Faden führen. Die Vorbereitung sollte sich auf Ihre eigene Person, Ihr persönliches Empfinden, das Umfeld und natürlich den Inhalt des Gesprächs beziehen.

Eigene Vorbereitung

Sie können Ihre Stimmung beeinflussen. Das haben Sie bereits mehrfach bewiesen. Denken Sie nur einmal an einen schönen Abend, den Sie erlebt haben. Sicherlich wurde der Glanz dieses Abends durch einige Umweltfaktoren bestimmt, doch Sie selbst haben auch einen Beitrag geleistet. Sie haben gelächelt und sich gefreut und automatisch hat sich Ihre Stimmung gehoben.

Reminder!

Wir sind zu einem großen Teil selbst für unsere Stimmung verantwortlich. Wenn wir uns nur lange genug einreden, dass es uns nicht gut geht, dann werden wir genau das erleben. Umgekehrt können wir jedoch auch unsere Stimmung mit positiven Gedanken heben.

Wenn Sie vor einem Gespräch merken, dass es Ihnen nicht gut geht und Sie eigentlich gar nicht die nötige Ruhe für das sich anbahnende Gespräch haben, dann sagen Sie doch einfach: Stopp.

Übung

Stopp und weg

Wenn Sie den Teufelskreis negativer Gedanken unterbrechen wollen, dann machen Sie folgende Übung in zwei Schritten:

Schritt 1: Stopp sagen

Sprechen Sie das Wort »Stopp« innerlich laut aus oder stellen Sie sich ein großes rotes Stopp-Schild vor. Dieses Stopp-Signal soll Ihre Gedanken unterbrechen und Ihnen die Möglichkeit geben, sich in eine andere Stimmungsrichtung zu begeben.

Schritt 2: Weggehen

Nachdem Sie erfolgreich Ihre negativen Gedanken unterbrochen haben, bewegen Sie sich innerlich in eine andere Richtung. Lächeln Sie in sich hinein und Sie werden die veränderte Stimmung erleben. Vielleicht drehen Sie sich wirklich in eine andere Richtung. Manchmal ist der Ort, an dem Sie gerade stehen, mit negativen Gedanken besetzt, von denen Sie sich auch körperlich entfernen sollten.

Diese Methode bietet sich vor allem für anlassbezogene Gespräche an, die eine besonders kurze Vorbereitungszeit haben. Steht Ihnen mehr Vorbereitungszeit zur Verfügung, können Sie sich auch gezielt in einen besonderen Zustand versetzen. NLP bietet hier vielfältige Möglichkeiten.

Mitarbeitergespräche erfordern eine besondere Stimmung. Als Führungskraft müssen Sie in Ihren Gedanken klar und konzentriert sein. Sie müssen sich mit Ihrer gesamten Aufmerksamkeit dem Mitarbeiter widmen können und sich sicher fühlen. Diese Stimmung haben Sie alle schon einmal erlebt, »ankern« Sie sie, damit sie Ihnen immer dann zur Verfügung steht, wenn ein Mitarbeitergespräch geführt werden muss.

Übung

Die richtige Stimmung »ankern«

Schließen Sie die Augen. Denken Sie an eine Situation, in der Sie völlig konzentriert und aufmerksam waren, in der Sie sich sicher gefühlt haben und ein Gespräch zu Ihrer Zufriedenheit führen konnten. Lassen Sie diese Situation noch einmal vor Ihrem inneren Auge ablaufen, genießen Sie die gute Stimmung, in der Sie sich auch jetzt wieder befinden. Wenn Sie diese Stimmung ganz deutlich wahrnehmen, dann führen Sie die Kuppen des rechten Daumens und Zeigefingers zusammen und üben einen sanften Druck aus. Sie »ankern« nun diesen Zustand, sie speichern die Stimmung ab. Genießen Sie noch ca. 30 Sekunden lang diesen Zustand und lösen Sie dann die Fingerkuppen voneinander. Verabschieden Sie sich von der wahrgenommenen Situation, öffnen Sie die Augen, strecken Sie sich kurz und kümmern Sie sich um eine nun zu erledigende Aufgabe.

Quick-Tipp!

Wenn Sie eine gewünschte Stimmung »geankert« haben, dann können Sie diese in jeder Situation wieder abrufen. Sie brauchen lediglich die Fingerkuppen von Daumen und Zeigefinger zusammenführen und Sie erleben den gespeicherten Zustand.

Sollten Sie sich noch unsicher bezüglich der richtigen Stimmung sein, befragen Sie im Rahmen der Vorbereitung auch Ihr »inneres Team«.

Übung

Befragung des »inneren Teams«

Schließen Sie die Augen und befragen Sie Ihr »inneres Team«. Spielen Sie durch, welche Stimmung zu welchen Konsequenzen auf der Seite des Mitarbeiters führen wird. Entscheiden Sie sich für die Stimmung, die den größtmöglichen Erfolg erwarten lässt.

Reminder!

Betreiben Sie Stimmungsmanagement, um das für ein Gespräch richtige innere Gefühl zu haben.

Vorbereitung des Umfelds

Auch das Umfeld für ein Mitarbeitergespräch erfordert eine entsprechende Vorbereitung. Bei anlassbezogenen Gesprächen, die eine zeitnahe Reaktion erfordern, sollten Sie zumindest kurz prüfen, ob der derzeitige Ort für das Gespräch angemessen ist oder unbedingt ein separater Raum aufgesucht werden sollte. Bei regelmäßigen Mitarbeitergesprächen sollten Sie die Wirkung des Umfelds auf keinen Fall außer Acht lassen und ihr eine ausreichende Zeit zur Gestaltung einräumen.

Checkliste

Vorbereitung des Umfelds

Vorbereitung des Raums

- Erfordert der Anlass des Gesprächs die Nutzung eines besonderen Raums (zwischen »Tür und Angel« sollten keine wichtigen Informationen weitergegeben werden)?

- Muss ein Raum gebucht werden?
- Ist das Mobiliar geeignet (z. B. runder Tisch für Beurteilungs- und Zielvereinbarungsgespräche)?
- Ist dafür gesorgt, dass Sie ungestört bleiben (Telefon abstellen, Hinweisschild an Tür anbringen)?

Zeitliche Vorbereitung
- Wann findet das Gespräch statt (Datum/Zeit)?
- Wie lange wird das Gespräch voraussichtlich dauern (Liegt Ihr nächster Termin ausreichend spät?)?
- Wurde der Mitarbeiter rechtzeitig über Termin, Ort, Dauer und Anlass informiert (auch der Mitarbeiter muss sich insbesondere bei einem regelmäßigen Gespräch vorbereiten können)?

Vorbereitung der Inhalte

Im Rahmen der Vorbereitung der Inhalte geht es darum, die notwendigen Informationen zusammenzutragen und auszuwerten. Auch hier können Sie zunächst Ihr »inneres Team« befragen.

Übung
Befragung des »inneren Teams«
Schließen Sie die Augen und befragen Sie Ihr »inneres Team«. Tragen Sie alle inhaltlichen Aspekte zusammen, die für das Führen des Gesprächs wichtig sind.

Bereiten Sie die Inhalte anschließend so vor, dass sie verständlich und wertfrei vermittelt werden können.

Checkliste

Informationsvermittlung

- Sind alle Informationen kurz und prägnant skizziert?
- Sind alle Informationen einfach und verständlich aufbereitet?
- Ist eine Gliederung/Ordnung vorhanden?
- Erfordert die Fülle der Informationen das Erstellen von schriftlichen Unterlagen für Sie und den Gesprächspartner?
- Erfordern die Fülle und die Komplexität der Informationen zusätzliche Stimulanz (z. B. farbliche Gestaltung, Charts)?
- Sind alle Informationen sachlich/wertfrei formuliert?

Quick-Tipp!
Denken Sie daran, dass Sie in Ihrer Rolle als Führungskraft das Gespräch lenken. Sie müssen sich auf den Mitarbeiter vorbereiten, das Umfeld gestalten und die richtige Stimmung einnehmen. Auf diese Weise können Sie Ihren Erfolg im Mitarbeitergespräch selbst bestimmen.

3.2.2 Phase 2: Durchführung – worauf es ankommt

Im Gespräch muss bewiesen werden, dass Sie kompetent kommunizieren können. Denken Sie in Ihrer Rolle als Führungskraft daran, dass Sie das Gespräch führen. In diesem Zusammenhang sei auf die alte Erkenntnis verwiesen, dass derjenige, der fragt, auch das Gespräch führt.

Allgemeine Aspekte wohl geformter Gesprächsführung
Nutzen Sie während des gesamten Gesprächs Ihre volle Aufmerksamkeit und optimieren Sie Ihre Kommunikation. Versuchen Sie schon zu Beginn einen *Rapport* aufzubauen.

Checkliste

Rapport aufbauen

- Höflichkeit und Freundlichkeit sind Voraussetzungen für jedes Gespräch.
- Begrüßen Sie Ihren Mitarbeiter mit einem Händedruck und bedanken Sie sich für sein Kommen.
- Bieten Sie dem Mitarbeiter bei einem längeren Gespräch bereits zu Beginn ein Getränk an.
- Verweisen Sie freundlich auf den für den Mitarbeiter vorgesehenen Sitzplatz. Ein runder Tisch bietet sich für die meisten Gespräche an. Dieser ist weitaus weniger negativ besetzt als der Schreibtisch der Führungskraft.
- Seien Sie unvoreingenommen und wertfrei.
- Warten Sie nicht zu lange mit dem Beginn des Gesprächs.
- Lassen Sie sich auf Ihr Gegenüber ein. Behalten Sie stets Blickkontakt und sprechen Sie ruhig und nie zu schnell. Lassen Sie Ihren Dialogpartner aussprechen und gehen Sie auf seine Argumente ein.
- Achten Sie auf die Körpersprache Ihres Gesprächspartners und spiegeln Sie diese (lehnen Sie sich zurück, wenn Ihr Gegenüber dieses tut; beugen Sie sich nach vorne, wenn Ihr Gegenüber dies tut).
- Sprechen Sie die Sprache Ihres Gegenübers (siehe nachfolgend beschriebene Übung).

Menschen benutzen im Rahmen ihrer Sprache meist einen bevorzugten Informationskanal. Das heißt, dass sie bevorzugt bestimmte Worte benutzen, die einem Informationskanal zugeordnet werden können. Es werden unterschieden:

- visuelle Informationen
- auditive Informationen
- kinästhetische Informationen
- olfaktorische Informationen
- gustatorische Informationen.

Beispielhafte Begriffszuordnungen zu den genannten Informationskanälen liefert Tabelle 6.

Tab. 6: Zuordnung typischer Begriffe zu einzelnen Informationskanälen

Visueller Kanal	Auditiver Kanal	Gustatorischer Kanal
• schwarz sehen • grünes Licht geben • grau in grau • schlechte Aussichten • klar sehen • »Mir geht ein Licht auf« • Einblick gewähren • etwas einsehen • zu Gesicht bekommen • in Augenschein nehmen • etwas vorhersehen ...	• zuhören • Gehör schenken • das Wort ergreifen • etwas zur Sprache bringen • Missverständnis • tonangebend sein • in Abrede stellen • anrufen • sich verabreden • etwas verschweigen ...	• »Das schmeckt nicht« • Leckerbissen • zergeht auf der Zunge • gefundenes Fressen • nach meinem Geschmack • verbittert sein ...

Kinästhetischer Kanal	Olfaktorischer Kanal
• anhänglich sein • durch dick und dünn gehen • standfest sein • in die Luft gehen • jemandem beistehen • herunterschlucken • sich überwerfen • hart wie Stahl • bedrückt sein • gebunden sein ...	• »Mir stinkt´s« • in eine Sache riechen • Spürnase • das riecht nach • unter die Nase gerieben bekommen • eine feine Nase haben ...

Quick-Tipp!
In einem Gespräch werden Sie feststellen, dass Ihr Gesprächspartner bevorzugt einen Informationskanal benutzt. Vielleicht haben Sie diese Erkenntnis sogar schon im vorhergehenden Umgang mit dem Mitarbeiter kennen gelernt. Sprechen Sie diesen Kanal an, indem Sie Wörter des gleichen Kanals senden. Ihre Kommunikation wird dadurch gewinnen.

Übung
Informationskanal erkennen und nutzen
Für diese Übung benötigen Sie ein Diktiergerät sowie einen Stift und ein Blatt Papier. Die Durchführung der Übung nimmt etwa zehn Minuten Zeit in Anspruch.

Erinnern Sie sich an eine Geschichte aus Ihrer Vergangenheit und erzählen Sie diese Geschichte laut nach, damit Sie sie aufzeichnen können. Die Dauer der Nacherzählung sollte dabei etwa fünf Minuten betragen. Spielen Sie die aufgezeichnete Geschichte anschließend ab und ordnen Sie alle benutzten Worte den folgenden Kategorien zu:
- visuelle Informationen
- auditive Informationen
- kinästhetische Informationen
- olfaktorische Informationen
- gustatorische Informationen.

Sie werden sehen, dass auch Sie einen besonderen Informationskanal bevorzugt nutzen. Im Gespräch mit einem Mitarbeiter müssen Sie zunächst sehr aufmerksam zuhören, um den Informationskanal des Mitarbeiters zu erkennen. Sprechen Sie anschließend vor allem seinen Informationskanal an.

Achten Sie immer auf die Sendung verständlicher, wohl formulierter Sachbotschaften und prüfen Sie, ob diese auch so ankommen.

Quick-Tipp!
Wenn Sie sich nicht sicher sind, ob Ihre Information so angekommen ist, wie Sie sie gesendet haben, dann fragen Sie nach. Fragen Sie, was der Empfänger verstanden hat. Diesen Vorgang nennt man *kontrollierten Dialog*.

Sollten neue, Ihnen bislang unbekannte Argumente in das Gespräch einfließen, befragen Sie doch einfach Ihr »inneres Team«.

Übung
Befragung des »inneren Teams«
Prüfen Sie in Ihrem »inneren Team«, wie das Argument zu werten ist und ob es am weiteren Gesprächsverlauf und dem Gesprächsergebnis etwas ändert.

Sollten Sie in Ihrem »inneren Team« zu keinem Ergebnis kommen und das Argument des Mitarbeiters einen hohen Stellenwert haben, müssen Sie das Gespräch eventuell vertagen. Sorgen Sie in diesem Fall dafür, dass möglichst zeitnah eine Fortsetzung des Gesprächs stattfinden kann.

Wenn das Gespräch eskaliert
Ein Mitarbeitergespräch birgt die Gefahr einer Eskalation. Insbesondere wenn es um für den Mitarbeiter negative Inhalte geht, sollte man sich auch auf eine Eskalation vorbereiten.

Wir empfehlen eine Deeskalation, die aus drei Bausteinen besteht. Nach dem Einsatz eines jeden Bausteins kann es möglich sein, das Gespräch auf einer vernünftigen Basis weiterzuführen.

Checkliste
Deeskalation

Baustein 1: Hinweis
Weisen Sie ruhig und sachlich auf die erlebte defizitäre Kommunikation hin und bitten Sie darum, das Gespräch sachlich weiterzuführen.

Baustein 2: Metakommunikation
Ist nach Baustein 1 keine Deeskalation erreicht, bieten Sie eine Metakommunikation an. Sprechen Sie über die Art und Weise, wie Sie miteinander umgehen. Erst wenn darüber Einsicht existiert, dass – so wie miteinander gesprochen wurde – die Weiterführung des Gesprächs keinen Sinn macht, ist eine Rückkehr zu einem vernünftigen, sachlichen Gespräch möglich. Die Metakommunikation spiegelt auf sehr anschauliche Weise, wie negativ miteinander kommuniziert wurde.

Baustein 3: Vertagen
Ist auch nach Baustein 2 keine sachliche Kommunikation möglich, müssen Sie das Gespräch vertagen und eventuell eine dritte neutrale Person hinzuziehen.

Reminder!
Wenn Sie das Gespräch sachlich und ruhig führen, rauben Sie Ihrem Gesprächspartner den Nährboden für eine Eskalation.

3.2.3 Phase 3: Auswertung – Ergebnisse weiter nutzen

Betrachten Sie die Nachbereitung eines Mitarbeitergesprächs als eine gute Möglichkeit, neue Erkenntnisse über sich selbst und die eigene Art und Weise der Gesprächsführung zu gewinnen. Fertigen Sie von jedem Gespräch ein Protokoll an. Einige Gespräche, wie zum Beispiel ein Beurteilungsgespräch, machen dies erforderlich. Ein Abheften des Protokolls aus einem Beurteilungsgespräch in der Personalakte ist zwingend erforderlich.

Ihr persönlicher Gewinn liegt in der Reflexion des Gesprächsverlaufs und des von Ihnen gezeigten Verhaltens.

Übung
Reflexion
Setzen Sie sich bequem hin. Schließen Sie die Augen und lassen Sie das Gespräch noch einmal Revue passieren. Beantworten Sie dabei folgende Fragen:

- An welchen Stellen haben Sie sich sehr gut verhalten?
- An welchen Stellen hätte ein anderes Verhalten eher zum Gesprächserfolg geführt?
- Warum haben Sie sich so verhalten, wie Sie sich verhalten haben?
- Welche Erkenntnisse nehmen Sie für ein nächstes Gespräch mit?

Quick-Tipp!
Lernen Sie aus jedem Gespräch. Öffnen Sie sich für eine Reflexion, selbst wenn diese manchmal schmerzhafte Erkenntnisse liefert. Nur wer sich öffnet, wird sein Verhalten für ein nächstes Gespräch anpassen können.

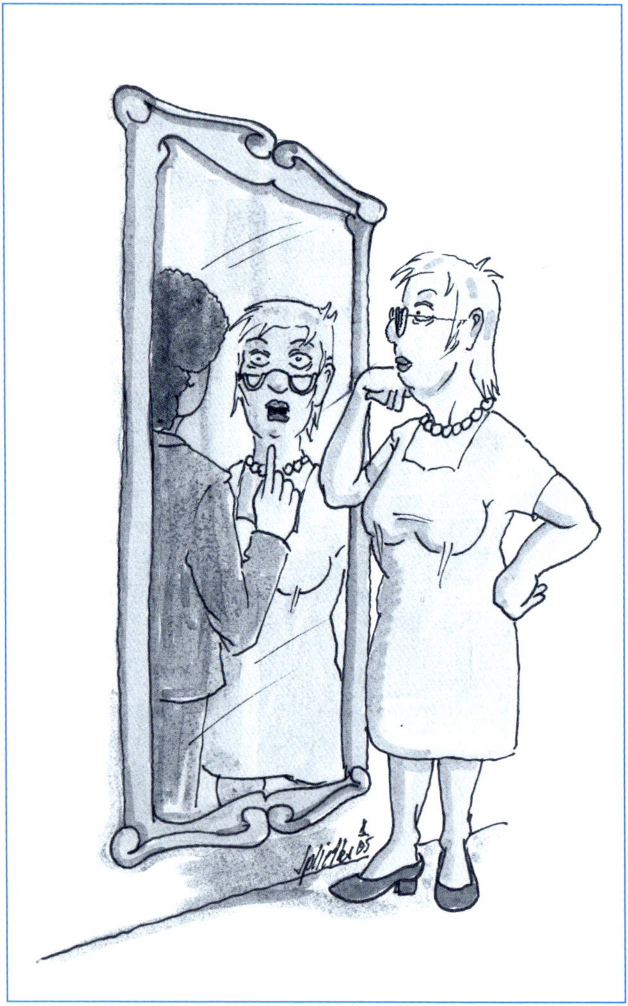

Abb. 8: Reflexion – Grundlage für langfristigen Erfolg

Things to do:

Der Einsatz ausgewählter Kommunikationsmethoden erleichtert die Gesprächsführung.

- Der Kommunikationsexperte empfiehlt: »Testen Sie die beschriebenen Methoden.«
- Der Kommunikationsexperte empfiehlt: »Erweitern Sie Ihr Methodenrepertoire.«

Quick-Check

- Wie stellen Sie einen Rapport her?
- Wie können Sie eine Deeskalation eines Gesprächs herbeiführen?
- Wie können Sie die richtige Stimmung für ein Gespräch einnehmen?
- Was ist im Rahmen der Vorbereitung eines Mitarbeitergesprächs zu beachten?
- Was ist im Rahmen der Nachbereitung eines Mitarbeitergesprächs zu beachten?

Kapitel 4: Mitarbeitergespräche – Ausflug in die Praxis

Praktische Hilfestellungen für die erfolgreiche Durchführung von ausgewählten anlassbezogenen und regelmäßigen Mitarbeitergesprächen stehen im Vordergrund dieses Kapitels. Wir hoffen, dass Sie mit den Übungen und Checklisten in Kapitel 3 ein sicheres Fundament für unterschiedliche Mitarbeitergespräche geschaffen haben. In diesem Kapitel werden wir uns nun etwas konkreter einzelnen Gesprächen widmen und weitere detaillierte Hinweise für ein erfolgreiches Gespräch geben. Denken Sie daran, dass jedes Mitarbeitergespräch eine gewisse Individualität besitzt. Aus diesem Grund liefern wir eine Fülle von Hinweisen, die Ihnen helfen soll, die jeweils richtigen Verhaltensweisen auszuwählen. Betrachten Sie dieses Kapitel als ein Angebot an grundsätzlich gut geeigneten Tipps, die für eine Anwendung in Ihrem Mitarbeitergespräch jedoch individuell geprüft werden müssen.

Lernziele Kapitel 4
In diesem Kapitel lernen Sie zahlreiche Hilfestellungen in Form von Checklisten, Übungen und Tipps kennen, die die Vorbereitung, Durchführung und Nachbereitung der dargestellten Gespräche erleichtern. Sie werden erkennen, dass jeder Phase ausreichend Aufmerksamkeit geschenkt werden muss, wenn die Gespräche mit einem Mitarbeiter erfolgreich verlaufen sollen.

Input-Check – Wesentliche Inhalte
Anlassbezogene und regelmäßige Mitarbeitergespräche erfordern unterschiedliche Maßnahmen im Rahmen der Vorbereitung. Gehen Sie anhand von Checklisten die jeweilige Vorbereitung durch. Gestalten

Sie Ihren roten Faden. Leiten Sie alle notwendigen verwaltungsorganisatorischen Aspekte im Rahmen der Nachbereitung ein.

4.1 Anlassbezogene Mitarbeitergespräche

Über die Besonderheiten eines anlassbezogenen Mitarbeitergesprächs wurde bereits in Kapitel 2 ausführlicher berichtet. Entscheidend ist die Erkenntnis, dass anlassbezogene Gespräche meist nur eine kurze oder sogar gar keine Vorbereitungszeit haben. Die Wichtigkeit der Gespräche ist dagegen in den meisten Fällen sehr hoch. In den folgenden Abschnitten werden konkrete Hilfestellungen für ausgewählte Anlässe gegeben. Die dargestellten Hilfsmittel laden zu einem Transfer in die Praxis ein und erleichtern die Durchführung auch schwieriger anlassbezogener Gespräche.

Quick-Tipp!
Nutzen Sie die nachfolgend beschriebenen Hilfestellungen im Rahmen der Vorbereitung, Durchführung und Nachbereitung anlassbezogener Mitarbeitergespräche. Der spätere Erfolg im Gespräch wird den Aufwand im Rahmen der Auseinandersetzung mit diesem Thema rechtfertigen.

4.1.1 Vorstellungsgespräch

Anlässe
Vorstellungsgespräche werden aufgrund einer Ausschreibung und einer daraus resultierenden gezielten Mitarbeitersuche geführt. Allerdings kann auch eine gute Initiativbewerbung zu einem Vorstellungsgespräch führen. Das Vorstellungsgespräch

erfolgt nach einer fernmündlichen oder schriftlichen Einladung des Bewerbers in das Unternehmen.

Reminder!
Im Rahmen von Vorstellungsgesprächen lernt ein Bewerber wichtige Persönlichkeiten eines für ihn interessanten Unternehmens kennen. Unabhängig davon, ob Sie den Bewerber einstellen oder nicht, Sie sollten unbedingt einen guten Eindruck von sich und Ihrem Unternehmen hinterlassen.

Praxis-Check – Vorstellungsgespräch
In der St. Johannes Krankenhaus GmbH ist die Stelle einer Stationsleitung zu besetzen. Nach kritischer Durchsicht der eingegangenen Bewerbungen wurden insgesamt zehn Kandidaten zu einem Vorstellungsgespräch eingeladen. An dem Vorstellungsgespräch nehmen vonseiten des Krankenhauses der Geschäftsführer, die Pflegedienstleitung, die Personalratsvorsitzende, die Frauenbeauftragte und Herr Blankmann in seiner Rolle als Trainee teil. Das Gespräch führt in weiten Teilen die Pflegedienstleitung. Sie erfragt die Gründe für die Bewerbung, berichtet über die Chancen im Haus und bewertet kritisch, ob die Kandidaten zu der ausgeschriebenen Stelle und der Philosophie des Krankenhauses passen.

Vorbereitung
Die Begutachtung der Bewerbungsunterlagen sollte eine Selbstverständlichkeit im Rahmen der Vorbereitung auf ein Vorstellungsgespräch sein. Machen Sie sich mit dem Lebenslauf des Bewerbers vertraut, untersuchen Sie im Rahmen einer Positions- und Lückenanalyse, wie sich der Bewerber entwickelt hat und leiten Sie die für Sie wichtigen Fragen für das Vorstellungsgespräch ab.

Checkliste
Aufgaben im Rahmen der Vorbereitung

Im Rahmen der Vorbereitung eines Vorstellungsgesprächs sollten Sie folgende Fragen beantworten:

- Welche Unklarheiten ergeben sich aus der Analyse der Bewerbungsunterlagen?
- Welche besonderen Fragen haben Sie an den Bewerber?
- Wer übernimmt welchen Part im Vorstellungsgespräch (Begrüßung, Befragung, Verabschiedung)?
- Soll der Bewerber die Möglichkeit bekommen, das Haus im Anschluss an das Vorstellungsgespräch kennen zu lernen?
- Bis wann soll über die Besetzung der Stelle entschieden werden?
- Zu welchem Termin soll die Stelle besetzt werden?

Durchführung

Die Besonderheit eines Vorstellungsgesprächs liegt darin, dass Sie sich in kürzester Zeit ein Bild von einem Menschen und eventuell neuen Mitarbeiter machen müssen. In einem Vorstellungsgespräch steht keine Zeit für überflüssige Fragen zur Verfügung.

Checkliste
Psychologische Tipps für die erfolgreiche Durchführung von Vorstellungsgesprächen

- Verteilen Sie bereits im Vorfeld klare Aufgaben für die Befragung des Bewerbers.
- Stellen Sie *biografische Fragen,* um sich ein Bild von der Vergangenheit des Bewerbers zu machen.
- Stellen Sie *situative Fragen,* um zu erfahren, wie der Bewerber in einer besonderen Situation reagieren würde.

- Fragen Sie nach eventuellen Referenzen.
- Prüfen Sie, ob der Bewerber wirklich zu Ihnen wechseln will oder einfach nur irgendeinen neuen Arbeitgeber sucht.

Nachbereitung

Im Anschluss an das Vorstellungsgespräch müssen zunächst einige formale Aufgaben erledigt werden. Es muss eine Entscheidung über die Einstellung des Bewerbers gefällt und dieser über die Entscheidung in Kenntnis gesetzt werden. Anschließend muss entschieden werden, wie mit den Unterlagen des Bewerbers zu verfahren ist. Im Fall einer Absage ist eine Rücksendung der Bewerbungsunterlagen erforderlich. Wird der Bewerber eingestellt, so muss eine Personalakte angelegt werden. Die Anforderung weiterer Unterlagen folgt.

In Bezug auf das Vorstellungsgespräch ist jedoch auch eine Nachbereitung in Hinblick auf die Gesprächsführung zu empfehlen. Prüfen Sie, wie Sie die Durchführung eines solchen Gesprächs optimieren können.

Checkliste

Aufgaben im Rahmen der Nachbereitung

Im Rahmen der Nachbereitung eines Vorstellungsgesprächs sollten Sie folgende Fragen beantworten:

- Konnten Sie alle gewünschten Erkenntnisse gewinnen?
- Waren die Redeanteile der einzelnen Beteiligten sinnvoll verteilt?
- War eine gute Abstimmung der einzelnen Teilnehmer im Vorstellungsgespräch erkennbar?
- Hatte der Bewerber ein gutes Gefühl während des Vorstellungsgesprächs?
- Stimmte das Zeitmanagement im Vorstellungsgespräch?

Quick-Tipp!
Verteilen Sie die Aufgaben im Vorstellungsgespräch und hinterlassen Sie von sich und Ihrem Unternehmen einen guten Eindruck. Geben Sie dem Bewerber ausreichend Zeit für eigene Fragen.

Reminder!
In einem Vorstellungsgespräch geht es darum, dass Sie in kurzer Zeit möglichst viele für Sie wichtige Informationen über einen Bewerber erhalten. Eine gute Vorbereitung ist hier zwingend erforderlich, ihr sollte ausreichend Zeit gewidmet werden. Des Weiteren ist zu beachten, dass Sie in einem Vorstellungsgespräch auch einen Eindruck von Ihrem Unternehmen hinterlassen. Die Atmosphäre im Vorstellungsgespräch sollte auch vonseiten eines Bewerbers, der nicht eingestellt wird, als positiv erlebt werden.

4.1.2 Einführungsgespräch

Anlässe

Ist es zur Unterzeichnung des Einstellungsvertrages mit einem neuen Mitarbeiter gekommen, beginnen die Vorbereitungen für die Einarbeitung. Am ersten Arbeitstag kommt dem direkten Vorgesetzten die Aufgabe zu, den Mitarbeiter zu begrüßen, ihn sozial (im Kreis der Kollegen) einzuführen und erste wichtige Informationen weiterzugeben. Dieser Aufgabe sollte unbedingt große Aufmerksamkeit geschenkt werden, da der neue Mitarbeiter sich am ersten Tag in einer besonderen Situation befindet. Er wird mit einer neuen Aufgabe, in einer neuen Umgebung und mit neuen Kollegen und Führungskräften konfrontiert. Der neue Mitarbeiter wird den ersten Tag nervös beginnen. Er benötigt jemanden, der ihm Ängste nimmt, indem er ihn freundlich begrüßt, seine ersten Schritte begleitet und ihm Orientierung und Rückhalt bietet.

Im weiteren Verlauf der Einarbeitung sollte dem Mitarbeiter ein Pate oder Mentor zur Seite gestellt werden, der die weitere fachliche Einarbeitung übernimmt. Gestützt wird die Einarbeitung in der Regel durch einen Einarbeitungsordner, in dem die meisten Prozesse des Unternehmens beschrieben sind und der damit eine wichtige Hilfestellung für den Mitarbeiter darstellt.

Reminder!
Der erste Eindruck hat lange Bestand. Dementsprechend sollten Sie einen Beitrag dazu leisten, dass ein neuer Mitarbeiter am ersten Tag einen guten Einstieg in sein neues Umfeld erhält. Ein Einführungsgespräch mit dem direkten Vorgesetzten, der damit zunächst zu einem Hauptansprechpartner wird, sichert einen guten Einstieg des neuen Mitarbeiters.

Praxis-Check – Einarbeitung eines neuen Mitarbeiters
Auf der Station von Frau Höltken-Schnabel in der St. Johannes Krankenhaus GmbH hat ein neuer Mitarbeiter seine Tätigkeit aufgenommen. Es handelt sich um einen erfahrenen examinierten Krankenpfleger. Am ersten Arbeitstag wird dieser von Frau Höltken-Schnabel begrüßt und dem Team vorgestellt. Der neue Mitarbeiter lernt anschließend zunächst das gesamte Krankenhaus kennen. Hierfür gibt es einen Leitfaden und einen Mentor, der dem Mitarbeiter zur Seite gestellt wird. Zurück auf der Station wird er in die wichtigsten Prozesse eingebunden. Frau Höltken-Schnabel fungiert hier als Ansprechpartnerin. Im weiteren Verlauf übernimmt der Mentor die weitere fachliche Einarbeitung.

Vorbereitung

Wichtigste Maßnahme im Rahmen der Vorbereitung auf das Einführungsgespräch mit dem neuen Mitarbeiter ist das eigene Zeitmanagement. Es muss unbedingt vermieden werden, dass der direkte Vorgesetzte bei der Ankunft des neuen Mitarbeiters keine Zeit hat. Mangelnde Zeit würde einen sehr schlechten Eindruck hinterlassen.

Checkliste

Aufgaben im Rahmen der Vorbereitung

Im Rahmen der Vorbereitung eines Einführungsgesprächs sollten Sie folgende Fragen beantworten:

- Wann wird der Mitarbeiter zum Dienst erwartet?
- Haben Sie sich unmittelbar nach der Ankunft des Mitarbeiters Zeit für diesen genommen?
- Haben Sie eine Teambesprechung für den ersten Arbeitstag des Mitarbeiters geplant?
- Ist der Mentor über die Ankunft des Mitarbeiters informiert?
- Haben Sie eine Laufliste für den Mitarbeiter vorbereitet?
- Steht der Einarbeitungsordner für den Mitarbeiter zur Verfügung?
- Sind die Mitarbeiter über die Ankunft des neuen Kollegen informiert?

Durchführung

Auch in einem Einführungsgespräch steht der Zeitfaktor neben dem vermittelten Inhalt im Vordergrund. In möglichst kurzer Zeit muss ein neuer Mitarbeiter alle Informationen erhalten, die er zur Ausübung seiner neuen Stelle benötigt. Ihnen als Führungskraft kommt hierbei insofern eine besonders wichtige Aufgabe zu, als dass der Mitarbeiter sich über den ersten Kontakt zu Ihnen einen ersten Eindruck verschafft.

Checkliste
Psychologische Tipps für die erfolgreiche Durchführung von Einführungsgesprächen

- Zeigen Sie dem Mitarbeiter, dass Sie sich für das Einführungsgespräch Zeit genommen haben.
- Widmen Sie sich in einem ersten Gespräch voll und ganz dem neuen Mitarbeiter.
- Empfangen Sie den sicherlich am ersten Tag nervösen Mitarbeiter mit ausreichender Ruhe.
- Führen Sie den Mitarbeiter sozial in seinem neuen Kollegenkreis ein.
- Stehen Sie als Ansprechpartner auch weiterhin zur Verfügung.

Nachbereitung

Befragen Sie den neuen Mitarbeiter nach der Integration am ersten Tag, wie er diese empfunden hat. Der Mitarbeiter kann dies am besten beurteilen, da er Ihre Bemühungen selbst erlebt hat und dementsprechend gut einschätzen kann, ob er die benötigte Sicherheit erhalten hat. Prüfen Sie des Weiteren selbst, ob die Laufliste zu überarbeiten ist oder das Team auf die Integration angesprochen werden muss.

Checkliste
Aufgaben im Rahmen der Nachbereitung

Im Rahmen der Nachbereitung eines Einführungsgesprächs sollten Sie folgende Fragen beantworten:

- Ist der Mitarbeiter gut integriert worden? Hat er alle wesentlichen Informationen erhalten?
- Hatten Sie ausreichend Zeit für das Gespräch? Stimmte Ihr Zeitmanagement?
- Wurde der Mitarbeiter gut in das Team integriert?

- Hat der Mitarbeiter alle benötigten Unterlagen erhalten?
- War der erste Tag des Mitarbeiters gut vorbereitet?

Quick-Tipp!
Standardisieren Sie die Aufgaben im Rahmen der Integration des neuen Mitarbeiters. Dies mindert bei einer weiteren Einstellung den Aufwand und sichert im gesamten Unternehmen die gleiche, für positiv befundene Vorgehensweise.

Reminder!
Einführungsgespräche geben dem Mitarbeiter die Sicherheit, die er in der neuen Situation des ersten Arbeitstages benötigt. Darüber hinaus tragen sie zu einem guten Kontakt zwischen einem Mitarbeiter und seinem direkten Vorgesetzten bei.

4.1.3 Kritikgespräch

Anlässe
Die Anlässe für Kritikgespräche können sehr vielfältig sein. Sie reichen von kurzen Ermahnungen aufgrund einer Verfehlung bis hin zu weit reichender Kritik an einer ganzen Gruppe von Mitarbeitern.

Reminder!
Jede Abweichung von den an einen Mitarbeiter gestellten Anforderungen kann Anlass für Kritik sein. Ist die Kritik begründet, sollte sie unbedingt vorgebracht werden.

Die Dauer eines Kritikgesprächs kann entsprechend dem Anlass sehr unterschiedlich sein. Eine zeitlich kurze Ermahnung ist bei kleineren Verfehlungen angemessen. Wenige Sätze und klare Empfehlungen reichen hier häufig aus. Kritik sollte jedoch nie zwischen »Tür und Angel« geübt werden. Insbesondere dann nicht, wenn Unbeteiligte etwas von der Kritik erfahren könnten. Der Mitarbeiter, dem eine Verfehlung nachgesagt wird, wird das Kritikgespräch eher als Abstrafung und Schmach erleben, wenn unbeteiligte Dritte das Gespräch mithören. Hinsichtlich des Zeitfaktors sei erwähnt, dass schwer wiegendere Abweichungen von den an einen Mitarbeiter gestellten Anforderungen auch längere Gespräche erfordern. Es kann notwendig sein, dass Sie diese in einem separaten Raum durchführen. Unabhängig von der Länge ist zu beachten, dass Konstruktivität in jedem Kritikgespräch im Vordergrund stehen sollte.

Reminder!
Kritikgespräche erfordern einen angemessenen Rahmen und ausreichend Zeit. Die Kritik sollte grundsätzlich konstruktiv erfolgen. Nur so kann der Mitarbeiter aus dem Fehler lernen und diesen in Zukunft vermeiden.

Praxis-Check – Fahrzeugreinigung
In der Ambulante Hauskrankenpflege ProCura GbR ist vereinbart, dass die Dienstfahrzeuge jeden Freitag gereinigt werden. Dieser Aufgabe kam der Altenpfleger Peter Müller nicht nach. Die Pflegedienstleitung suchte zum nächstmöglichen Termin ein Gespräch mit ihm, fragte ihn nach der Ursache und ermahnte ihn für das Verhalten.

Vorbereitung

Kritik für eine Verfehlung muss bei einem Mitarbeiter zeitnah angebracht werden. Eine lange Vorbereitungszeit entfällt hierbei. Im schlimmsten Fall muss sie sogar ganz entfallen, wenn ein sofortiges Handeln notwendig erscheint. Der Erfolg eines solchen Kritikgesprächs wird damit maßgeblich von der Kompetenz der Führungskraft beeinflusst. Sie muss die benötigte Übersicht, Ruhe, aber auch Vehemenz besitzen. Stellt sich die Kritik als unbegründet heraus, so muss sie auch das Standvermögen besitzen, sich für die ungerechtfertigte Kritik zu entschuldigen.

Praxis-Check – Gefährliche Pflege

In der Seniorenresidenz Sonnenstift gGmbH bemerkte eine Wohnbereichsleiterin, wie ein Altenpfleger eine Bewohnerin »gefährlich« pflegt. In dieser Situation griff sie sofort ein und konnte einen potenziellen körperlichen Schaden für die Bewohnerin abwenden. Da sie ruhig intervenierte, fielen der Bewohnerin die Gefahr und deren Abwendung gar nicht auf. Sie freute sich sogar, dass die Wohnbereichsleitung ihre Versorgung unterstützte. Erst im Anschluss an die Pflege bat die Leitung den Mitarbeiter zu sich und übte Kritik an seinem Verhalten in der Pflege. Dieser zeigte sich schnell einsichtig und versprach, dass dieses Verhalten in Zukunft nicht mehr vorkommen werde.

Checkliste

Aufgaben im Rahmen der Vorbereitung

Im Rahmen der meist nur kurzen Vorbereitung eines Kritikgesprächs sollten Sie folgende Fragen beantworten:

- Worin genau besteht die Verfehlung?
- Müssen weitere Personen vor dem Kritikgespräch interviewt oder sogar einbezogen werden?

- Müssen weitere Konsequenzen ergriffen werden oder ist die Kritik aus dem Gespräch ausreichend?
- Wie kann die Kritik konstruktiv geübt werden?

Durchführung

Kritikgespräche gehören für die meisten Führungskräfte zu den eher schwierigen Gesprächen. Ein Lob lässt sich für viele Führungskräfte leichter anbringen als die Kritik an einem bestimmten Verhalten eines Mitarbeiters. Dennoch ist Kritik notwendig und darf auf keinen Fall fehlen.

Checkliste

Psychologische Tipps für die erfolgreiche Durchführung von Kritikgesprächen

Seien Sie in der richtigen Stimmung!

- Bewahren Sie Ruhe.
- Bleiben Sie sachlich.

Wählen Sie den richtigen Ort!

- Prüfen Sie, ob Sie das Gespräch an Ort und Stelle oder in einem separaten Raum führen müssen; letzteres bietet sich meist an, da die Kritik an dem Mitarbeiter nicht für andere Ohren bestimmt ist.

Bringen Sie die Kritik vollständig an!

- Nennen Sie alle Kritikpunkte.
- Verweisen Sie auf eventuelle Zeugen.
- Geben Sie den genauen Zeitpunkt des kritischen Verhaltens an und gehen Sie auch auf beteiligte Personen ein.

Sorgen Sie dafür, dass Ihre Botschaft verstanden wird!

- Halten Sie Blickkontakt.
- Fragen Sie nach, was der kritisierte Mitarbeiter als Kritik verstanden hat.

- Sprechen Sie die Sprache des Mitarbeiters, nutzen Sie seinen Informationskanal.

Geben Sie dem Mitarbeiter die Chance zu einem Feed-back!

- Fragen Sie den Mitarbeiter, wie es zu dem Verhalten kam.

Verweisen Sie auf etwaige Konsequenzen des Gesprächs!

- Bleiben Sie auch hierbei sachlich.
- Vergessen Sie nicht, auch auf eventuelle Konsequenzen bei weiteren Verfehlungen zu verweisen.
- Befragen Sie den Mitarbeiter auch nach einer etwaig benötigten Hilfestellung zur Vermeidung weiterer Fehler.

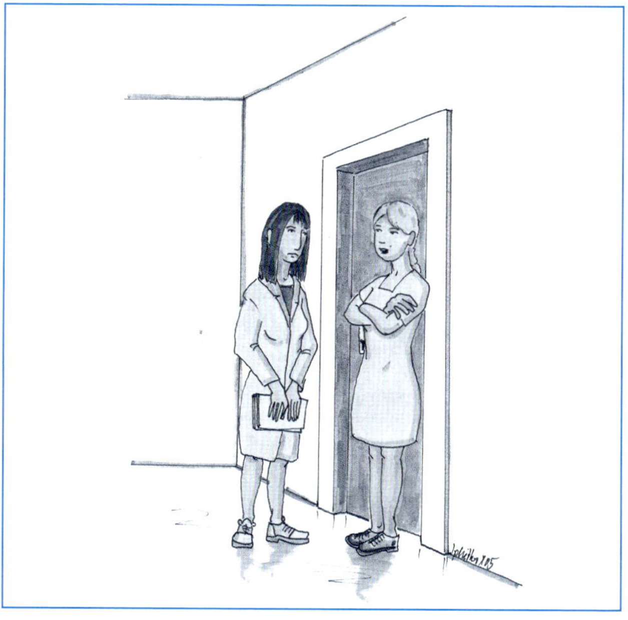

Abb. 9: Kritikgespräch

Nachbereitung

Jedes Kritikgespräch erfordert eine Nachbereitung. Bei einer schweren Verfehlung ist meist eine Dokumentation des Vorfalls erforderlich. Das Dokument kommt in die Personalakte des Mitarbeiters. Denkbar wäre, dass der Mitarbeiter sogar für sein Verhalten abgemahnt wird. In weniger schwer wiegenden Fällen wird der Mitarbeiter dagegen nur kurz ermahnt. Im Anschluss an die Ermahnung ist meist keine weitere Maßnahme erforderlich. Dennoch wird empfohlen, noch einmal über das Gespräch nachzudenken, um zumindest einen Selbstlerneffekt zu erzielen und somit die eigene Führungskompetenz zu erweitern.

Checkliste
Aufgaben im Rahmen der Nachbereitung

Im Rahmen der Nachbereitung eines Kritikgesprächs sollten Sie folgende Fragen beantworten:

- Ist eine Dokumentation des Vorfalls notwendig?
- Müssen weitere Stellen über den Vorfall informiert werden (z. B Personalabteilung, nächsthöhere Führungskraft)?
- Wie beurteilen Sie den Verlauf des Gesprächs?
- Wie beurteilen Sie Ton, Wortwahl etc. im Gespräch?
- Hat der Mitarbeiter die Kritik angenommen oder ist ein weiteres Gespräch erforderlich?
- Hinsichtlich welcher Punkte können Sie Ihre Gesprächsführung noch optimieren?

Quick-Tipp!

Konstruktive Kritik ist in einem Kritikgespräch gefragt. Sie müssen Ihrem Mitarbeiter Ideen und eventuell sogar den Weg zu einer erfolgreichen und fehlerfreien Tätigkeit aufzeigen.

Reminder!
Kritikgespräche werden im Vergleich zu anderen hier dargestellten Gesprächsformen relativ häufig geführt. Dennoch ist auch hier eine angemessene Vorbereitung (soweit hierfür Zeit vorhanden ist), Durchführung und Nachbereitung elementar für den Führungserfolg der Führungskraft.

4.1.4 Kündigungsgespräch

Anlässe

In jedem Unternehmen kommt es mehr oder weniger häufig vor, dass einem Mitarbeiter fristgerecht oder sogar fristlos gekündigt werden muss. Auch hier lassen sich vielfältige Anlässe nennen, die von betriebsbedingten Gründen (z. B Personalabbau aufgrund schlechter Auftragslage) bis zu persönlichen Verfehlungen des Mitarbeiters (z. B Diebstähle) reichen. Die Schwierigkeit von Kündigungsgesprächen besteht in der besonderen emotionalen Situation, in die sich die Person begibt, die die Kündigung ausspricht. Den meisten Führungskräften fällt das Erteilen einer Kündigung auch in begründeten Fällen nicht leicht. Diese Reaktion hat mit den für den Mitarbeiter resultierenden Konsequenzen zu tun, die man in Zeiten hoher Arbeitslosigkeit sicherlich den wenigsten Menschen wünscht. Des Weiteren sorgt die Kündigung eines Mitarbeiters insofern für Aufregung, als dass zumindest im Rahmen einer fristlosen Kündigung noch kein adäquater Ersatz für die freigesetzte Person gefunden werden konnte. Eine Führungskraft und die ehemaligen Kollegen müssen sich für die unmittelbare Zeit nach der Kündigung auf Mehrarbeit einstellen. Selbstmitleid oder Mitleid mit dem gekündigten Mitarbeiter sind jedoch die falschen Reaktionen einer Führungskraft.

Reminder!
Respektvolle, klare und sicher formulierte Aussagen sind in einem Kündigungsgespräch erforderlich!

Praxis-Check – Diebstahl
In der Seniorenresidenz Sonnenstift gGmbH musste eine Mitarbeiterin in der Verwaltung fristlos entlassen werden, da sie auf frischer Tat ertappt wurde, als sie Kopierpapier und Farbpatronen für einen Tintenstrahldrucker stehlen wollte. Die beiden Mitarbeiter, die den Vorfall beobachteten, sprachen sie direkt auf das Verhalten an und forderten zu sofortiger Unterlassung auf. Anschließend wurde die Heimleitung informiert, die nach einem Gespräch mit der ertappten Mitarbeiterin eine fristlose Kündigung veranlasste.

Vorbereitung

Im Vergleich zu einem Kritikgespräch steht für ein Kündigungsgespräch eine etwas längere Vorbereitungszeit zur Verfügung. Diese sollte zunächst unbedingt dazu genutzt werden, um eine Entscheidung darüber zu treffen, ob die Kündigung juristisch haltbar ist. Wird diese Frage mit ja beantwortet, erfolgt das Verfassen der Kündigung. In Unternehmen mit einem Betriebsrat wird auch dieser bereits im Vorfeld über die geplante Kündigung informiert.

Checkliste
Aufgaben im Rahmen der Vorbereitung

Im Rahmen der Vorbereitung eines Kündigungsgesprächs sollten Sie folgende Fragen beantworten:

- Welche Kündigungsgründe werden dem Mitarbeiter vorgeworfen?
- Ist die Personalabteilung bereits über die Kündigungsgründe informiert?

- Hat die Personalabteilung bereits über die Kündigung entschieden?
- Ist der Mitarbeiter zum Kündigungsgespräch eingeladen?

Fragen zur direkten Vorbereitung des Kündigungsgesprächs:
- Welche Gründe sind für die Kündigung ausschlaggebend?
- Wie sieht der didaktische Aufbau des Kündigungsgesprächs aus?
- Wie wird der Mitarbeiter auf die Kündigung reagieren?
- Wie verhalten Sie sich, wenn der Mitarbeiter emotional oder sogar ausfallend reagiert?

Durchführung

Das Führen eines Kündigungsgesprächs fällt niemandem wirklich leicht. Schließlich wurde der Mitarbeiter auf der Basis eines Vertrauensverhältnisses eingestellt, das im Falle einer berechtigten fristlosen Kündigung aufgrund einer Verfehlung des Mitarbeiters gebrochen wurde. Aber auch bei einer fristgerechten Kündigung tauchen Emotionen auf, die eine kompetente Führungskraft kontrollieren muss.

Checkliste

Psychologische Tipps für die erfolgreiche Durchführung von Kündigungsgesprächen

- Bleiben Sie unbedingt sachlich.
- Klären Sie alle noch offenen Aspekte (Schlüsselübergabe, Fahrzeugübergabe etc.).
- Wünschen Sie dem Mitarbeiter für den zukünftigen Weg alles Gute.

Nachbereitung

Im Rahmen der Nachbereitung des Kündigungsgesprächs sind zunächst einige formale Aufgaben zu übernehmen. Der Mitarbeiter muss abgemeldet und ein Arbeitszeugnis verfasst werden.

Vielleicht können Sie aus dem Kündigungsgespräch auch etwas für sich selbst lernen. Auch wenn Kündigungsgespräche nicht jeden Tag durchgeführt werden, so kommt das nächste sicherlich zeitnah auf eine Führungskraft zu. Eine gute Nachbereitung und Reflexion des Gesprächs kann Sicherheit für das nächste Kündigungsgespräch geben.

Checkliste

Aufgaben im Rahmen der Nachbereitung

Im Rahmen der Nachbereitung eines Kündigungsgesprächs sollten Sie folgende Fragen beantworten:

- Ist das Arbeitszeugnis bereits geschrieben?
- Sind alle weiteren formalen Aspekte, die mit der Kündigung in Zusammenhang stehen, in die Wege geleitet worden?
- Haben Sie für die Kündigung des Mitarbeiters die richtigen Worte gefunden und den richtigen Ton gewählt?
- Haben Sie angemessen auf die Emotionen des Mitarbeiters reagiert?
- Haben Sie die ehemaligen Kollegen des gekündigten Mitarbeiters bereits über die Kündigung in Kenntnis gesetzt?

Quick-Tipp!

Übergeben Sie die Kündigung zusammen mit einem Zeugen und erläutern Sie dem gekündigten Mitarbeiter noch einmal die Gründe für die Kündigung. Behandeln Sie diesen Mitarbeiter mit Respekt. Klären Sie mit ihm die weitere Zusammenarbeit bis zum letzten Arbeitstag.

Reminder!
Ein Kündigungsgespräch löst Emotionen aufseiten des zu kündigenden Mitarbeiters aus. Emotionen sind jedoch auch bei der Führungskraft zu erwarten, die die Kündigung ausspricht. Seien Sie sich dieser besonderen Situation bewusst. Ihre Ruhe und Sicherheit sorgen dafür, dass das Gespräch geführt werden kann, ohne zu eskalieren.

4.2 Regelmäßige Mitarbeitergespräche

Regelmäßig geführt kann ein Mitarbeitergespräch zu einem wichtigen Führungsinstrument werden. Zahlreiche Unternehmen im Sozial- und Gesundheitswesen haben sich aus diesem Grund längst für die Einführung von Beurteilungsgesprächen (vgl. Kap. 4.2.1) oder Zielvereinbarungsgesprächen (vgl. Kap. 4.2.2) entschieden. Neben den inhaltlichen Aspekten, die im Rahmen einzelner Gespräche mit dem Mitarbeiter zum Tragen kommen, ist der durch ein Gespräch automatisch geförderte Austausch zwischen Führungskraft und Mitarbeiter positiv hervorzuheben.

Quick-Tipp!
Erfolgreiche Mitarbeiterführung ist ohne Information und Kommunikation nicht möglich. Entsprechend diesem Motto sollten Sie auch anlassbezogenen Mitarbeitergesprächen ausreichend Zeit widmen. Nutzen Sie die nachfolgenden Hilfestellungen, um Ihr eigenes Verhalten in Mitarbeitergesprächen zu überprüfen und zu optimieren.

4.2.1 Beurteilungsgespräch

Anlässe

Verwendet ein Unternehmen Beurteilungsgespräche von Mitarbeitern als Führungsinstrument, werden diese in regelmäßigen Abständen zwischen Führungskraft und Mitarbeiter geführt. Die Abstände zwischen den Gesprächen sind in den Unternehmen frei gewählt. In den meisten Einrichtungen hat sich ein jährlicher Abstand zwischen den Gesprächen bewährt.

Praxis-Check – Beurteilungsgespräche

In der St. Johannes Krankenhaus GmbH werden einmal pro Jahr Beurteilungsgespräche durchgeführt. Jede Führungskraft führt mit ihren jeweiligen Mitarbeitern ein Beurteilungsgespräch. Hierbei wird ein standardisierter Beurteilungsbogen eingesetzt, in dem die Beurteilungskriterien festgeschrieben sind. Mithilfe des Beurteilungssystems konnten bereits bei zahlreichen Mitarbeitern Stärken entdeckt und weiter gefördert werden. Schwächen wurden ebenfalls identifiziert und mit gezielten Interventionen beseitigt. Ein weiterer Vorteil besteht darin, dass die Fähigkeit zur Selbstreflexion aufseiten des Mitarbeiters stark gefördert wird, denn auch er beurteilt seine Leistungen anhand des standardisierten Beurteilungsbogens. Im Gespräch mit der Führungskraft werden dann die Ergebnisse verglichen und große Abweichungen diskutiert.

Eine Besonderheit des Beurteilungssystems der St. Johannes Krankenhaus GmbH besteht darin, dass auch die Führungskräfte eine regelmäßige Rückmeldung von ihren Mitarbeitern erhalten. Einmal im Jahr erhalten die Mitarbeiter einen Fragebogen, der zu einer Beurteilung des jeweiligen direkten Vorgesetzten und seiner Führungsqualitäten auffordert. Auch hierbei konnten bereits zahlreiche wichtige Erkenntnisse gewonnen werden.

Vorbereitung

Beurteilungsgespräche von Mitarbeitern erfordern eine intensive Vorbereitung. Sie stellen ein wichtiges Führungsinstrument dar, da die Ergebnisse der Beurteilung in der Personalakte des Mitarbeiters gespeichert werden. Auch wenn eine schlechte Beurteilung in der Regel nicht unmittelbar zu einer Abmahnung oder Kündigung führt, so hat sie dennoch insofern Bedeutung für den Mitarbeiter, als dass bei Nichterfüllen der Auflagen mit einer Abmahnung oder Kündigung zu rechnen ist. Auch in Sachen Zeugniserstellung sei darauf verwiesen, dass die Ergebnisse der Beurteilung das Arbeitszeugnis beeinflussen. Der hohe Stellenwert auf der einen Seite und die Gefahr, Beurteilungsfehlern auf der anderen Seite zu unterliegen, machen eine intensive Vorbereitung notwendig.

Checkliste

Aufgaben im Rahmen der Vorbereitung

Im Rahmen der Vorbereitung eines Beurteilungsgesprächs sollten Sie folgende Fragen beantworten:

- Haben Sie alle Beurteilungskriterien bearbeitet?
- Gibt es noch größere Unklarheiten, die Sie mit Ihrer Stellvertretung diskutieren müssen?
- Ist der Mitarbeiter rechtzeitig zum Beurteilungsgespräch eingeladen worden?

Quick-Tipp!

Bei einem Beurteilungszeitraum von einem Jahr sollten Sie sich zwischenzeitlich regelmäßig Notizen zu den Leistungen sowie weiteren zu beurteilenden Kriterien machen. Nur so können Sie gewährleisten, dass der gesamte Zeitraum und nicht nur ausgewählte Ereignisse beurteilt werden.

Die nachfolgende Tabelle zeigt beispielhaft mögliche Fehler im Rahmen einer Beurteilung auf und gibt Ihnen Hinweise, wie Sie diese vermeiden können.

Tab. 7: Beurteilungsfehler und deren Vermeidung

Kurzbeschreibung	Strategie zur Vermeidung
Beurteilungsfehler: Tendenz zur Milde	
• Beurteilungen werden tendenziell zu gut vorgenommen	• Stellvertretung in die Beurteilung mit einbeziehen • kritische Prüfung des eigenen Urteils • fortlaufende Dokumentation der guten und schlechten Leistungen • Beurteilungskriterien konkretisieren
Beurteilungsfehler: Tendenz zur Strenge	
• Beurteilungen werden tendenziell zu schlecht vorgenommen	• Stellvertretung in die Beurteilung mit einbeziehen • kritische Prüfung des eigenen Urteils • fortlaufende Dokumentation der guten und schlechten Leistungen • Beurteilungskriterien konkretisieren

Beurteilungsfehler: Tendenz zur Mitte

- Beurteilungen werden tendenziell mit nur geringen Abweichungen um ein mittleres Urteil abgegeben

- Stellvertretung in die Beurteilung mit einbeziehen
- kritische Prüfung des eigenen Urteils
- fortlaufende Dokumentation der guten und schlechten Leistungen
- Beurteilungskriterien konkretisieren

Beurteilungsfehler: Sympathie

- Beurteilungen werden zu gut vorgenommen, da der Mitarbeiter der Führungskraft sympathisch ist

- Stellvertretung in die Beurteilung mit einbeziehen
- kritische Prüfung des eigenen Urteils

Beurteilungsfehler: Antipathie

- Beurteilungen werden zu schlecht vorgenommen, da der Mitarbeiter der Führungskraft unsympathisch ist

- Stellvertretung in die Beurteilung mit einbeziehen
- kritische Prüfung des eigenen Urteils

Beurteilungsfehler: Halo-Effekt

- Eine extreme Situation überstrahlt alle anderen Leistungen des Mitarbeiters im Beurteilungszeitraum

- Stellvertretung in die Beurteilung mit einbeziehen
- kritische Prüfung des eigenen Urteils
- fortlaufende Dokumentation der guten und schlechten Leistungen
- Gewichtung von Beurteilungskriterien beachten

Beurteilungsfehler: Primacy-Effekt	
• Ein im Beurteilungszeitraum sehr frühes Ereignis beeinflusst maßgeblich das Gesamturteil, da dies der Führungskraft noch am besten im Gedächtnis geblieben ist	• Stellvertretung in die Beurteilung mit einbeziehen • kritische Prüfung des eigenen Urteils • fortlaufende Dokumentation der guten und schlechten Leistungen

Beurteilungsfehler: Recency-Effekt	
• Ein im Beurteilungszeitraum zeitlich sehr nah am Beurteilungsgespräch liegendes Ereignis beeinflusst maßgeblich das Gesamturteil, da dies der Führungskraft noch am besten im Gedächtnis geblieben ist	• Stellvertretung in die Beurteilung mit einbeziehen • kritische Prüfung des eigenen Urteils • fortlaufende Dokumentation der guten und schlechten Leistungen

Durchführung

Betrachten Sie Beurteilungsgespräche von Mitarbeitern als Förder- und Kritikgespräche, die auf der Basis eines vertrauensvollen Verhältnisses zwischen Ihnen und dem Mitarbeiter geführt werden. Es ist meist der einzige Zeitraum, in dem Sie sich ungestört den Potenzialen eines Mitarbeiters widmen können. Machen Sie dem Mitarbeiter klar, dass Sie ihn fördern wollen. Sie wollen einen Beitrag dazu leisten, dass Defizite abgestellt und Stärken weiter gefördert werden.

Checkliste

Psychologische Tipps für die erfolgreiche Durchführung von Beurteilungsgesprächen

- Vergessen Sie nie, dass jeder Mitarbeiter auch positiv zu bewertende Aspekte mit einbringt.
- Formulieren Sie Kritik sachlich.
- Bieten Sie Unterstützungsmöglichkeiten zum Ausgleich von eventuellen Defiziten an.

Nachbereitung

Ebenso wie der Vorbereitung eine große Bedeutung zukommt darf auch die Nachbereitung des Beurteilungsgesprächs von Mitarbeitern nicht vernachlässigt werden. Eine negative Beurteilung eines Mitarbeiters in einer Kategorie macht Maßnahmen erforderlich, die mitunter auch vonseiten der Führungskraft unterstützt werden müssen. Dazu benötigt die Führungskraft eine Dokumentation, welche Hilfestellungen bei welchem Mitarbeiter bis zu welchem Zeitpunkt erbracht werden sollen. Des Weiteren müssen alle Aufzeichnungen (Mitarbeiterbeurteilung, Kommentar des Mitarbeiters hierzu und vereinbarte Maßnahmen) an die Personalabteilung zur Aufnahme in die Personalakte weitergeleitet werden.

Checkliste

Aufgaben im Rahmen der Nachbereitung

Im Rahmen der Nachbereitung eines Beurteilungsgesprächs sollten Sie folgende Fragen beantworten:

- Haben Sie alle für Sie als Führungskraft relevanten Informationen aus dem Beurteilungsprotokoll und entsprechende Maßnahmen für sich notiert?
- Haben Sie den ausgefüllten Beurteilungsbogen an die Personalabteilung geschickt?

- Lagen Sie mit Ihren Beurteilungen richtig oder gab es große Abweichungen zur Selbsteinschätzung des Mitarbeiters?
- Fühlten Sie sich sicher im Beurteilungsgespräch?
- Konnten Sie eine konstruktive Basis mit dem Mitarbeiter aufbauen?

Quick-Tipp!
Widmen Sie Beurteilungsgesprächen ausreichend Zeit und dokumentieren Sie fortlaufend im Beurteilungszeitraum Aspekte, die in die Beurteilung des Mitarbeiters einfließen. Denken Sie daran, dass es Ihre Aufgabe ist, bei Defiziten auch Hilfestellungen zu geben.

Reminder!
Beurteilungsgespräche sind ein wirksames Instrument zur Führung von Mitarbeitern. Diese Wirkung kann sich jedoch nur entfalten, wenn Beurteilungsgespräche konsequent geführt werden und die Ergebnisse umgesetzt werden. Dafür ist es notwendig, Mitarbeiterbeurteilungsgespräche zu einem Instrument zu machen, das von der obersten Leitung ausgehend als Führungsinstrument befürwortet und gestützt sowie von jeder Führungskraft ernsthaft durchgeführt wird.

4.2.2 Zielvereinbarungsgespräch

Anlässe
Ziele sollten am Ende von Beurteilungsgesprächen vereinbart werden (vgl. Kap. 4.2.1). Die Zielvereinbarung zwischen Führungskraft und Mitarbeiter stellt die Essenz des Beurteilungsgesprächs dar, indem sie verdeutlicht, welche Maßnahmen zur weiteren Förderung der Stärken und zum Abbau der Schwächen

ergriffen werden müssen. Zielvereinbarungsgespräche können jedoch auch unabhängig von Beurteilungsgesprächen als separates Führungsinstrument in einem Unternehmen eingeführt werden. Ähnlich wie bei einem Beurteilungsgespräch besteht der Sinn darin, mit dem Mitarbeiter in Kontakt zu treten und durch das Gespräch zu einer Übernahme ausgewählter Aufgaben zu motivieren. Eine Führungskraft setzt sich dazu mit einem Mitarbeiter in regelmäßigen Abständen zusammen und vereinbart mit ihm Ziele, die bis zu einem bestimmten Zeitpunkt erreicht werden sollen.

Reminder!
Ein Zielvereinbarungsgespräch ist ein Führungsinstrument, das im Anschluss an ein Beurteilungsgespräch oder separat Anwendung finden kann.

Praxis-Check – Zielvereinbarungsgespräche
In der Seniorenresidenz Sonnenstift gGmbH führt der Heimleiter gemeinsam mit der Pflegedienstleitung Zielvereinbarungsgespräche mit den Wohnbereichsleitungen. Alle sechs Monate werden mit jeder Wohnbereichsleitung in einem Einzelgespräch gemeinsame Ziele vereinbart, die bis zum nächsten Zielvereinbarungsgespräch erreicht werden müssen. Heimleitung und Pflegedienstleitung bieten hierzu Unterstützung an, bauen allerdings auf die motivierende Wirkung der anspruchsvollen Ziele.

Vorbereitung
Auch Zielvereinbarungsgespräche benötigen eine umfassende Vorbereitung. Sie müssen sich bei einem ersten Zielvereinbarungsgespräch überlegen, über welche Ziele Sie mit dem Mitar-

beiter verhandeln wollen. Bei einem Zielvereinbarungsgespräch, dem bereits aus einem vorhergehenden Gespräch Ziele zu Grunde liegen, müssen diese auf jeden Fall zunächst auf ihren Zielerreichungsgrad hin geprüft werden. Hier wird deutlich, wie wichtig eine gute Dokumentation ist. Die Führungskraft muss unbedingt über die mit jedem Mitarbeiter vereinbarten Ziele und den Zielerreichungsgrad Bescheid wissen.

Checkliste

Aufgaben im Rahmen der Vorbereitung

Im Rahmen der Vorbereitung eines Zielvereinbarungsgesprächs sollten Sie folgende Fragen beantworten:

- Was können Sie dem Mitarbeiter zumuten?
- Wo liegen seine persönlichen Wünsche?
- Hat der Mitarbeiter die zuletzt vereinbarten Ziele erreicht (vorausgesetzt, dass es bereits eine Zielvereinbarung gab)?

Durchführung

Zielvereinbarungsgespräche sollen einen Mitarbeiter motivieren, selbstständig die mit seiner Führungskraft vereinbarten Ziele zu erreichen. Geben Sie dem Mitarbeiter ausreichend Freiraum, um seine Ideen, konkreten Ziele und Bedenken sowie benötigte Unterstützungsmöglichkeiten einfließen zu lassen.

Checkliste

Psychologische Tipps für die erfolgreiche Durchführung von Zielvereinbarungsgesprächen

- Geben Sie dem Mitarbeiter ausreichend Chancen, seine eigenen Zielvorstellungen einzubringen.
- Verdeutlichen Sie dem Mitarbeiter aber auch die Vorstellungen des Unternehmens.

- Versuchen Sie beides sachlich miteinander in Einklang zu bringen.
- Geben Sie dem Mitarbeiter das Gefühl, dass Sie ihn unterstützen und tun Sie dies auch.
- Geben Sie dem Mitarbeiter jedoch auch ausreichend Freiraum bei der Bewältigung der Aufgaben.

Nachbereitung

Im Rahmen der Nachbereitung rückt die Dokumentation der vereinbarten Ziele in den Vordergrund. Diese müssen unbedingt schriftlich erfasst werden, da sich keine Führungskraft die mit jedem Mitarbeiter vereinbarten Ziele merken kann.

Checkliste

Aufgaben im Rahmen der Nachbereitung

Im Rahmen der Nachbereitung eines Zielvereinbarungsgesprächs sollten Sie folgende Fragen beantworten:

- Wurden alle Vereinbarungen dokumentiert?
- Welche Hilfestellungen zur Zielerreichung bekommt der Mitarbeiter?
- Wann findet das nächste Zielvereinbarungsgespräch statt?
- Gibt es noch Möglichkeiten der Verbesserung Ihres eigenen Gesprächsverhaltens?

Quick-Tipp!

Legen Sie für sich ein sinnvolles System zur Dokumentation einzelner Zielvereinbarungen an. Sie können die mit dem Mitarbeiter vereinbarten und terminierten Ziele z. B in Ihrem Kalender erfassen. Achten Sie jedoch unbedingt darauf, dass niemand Zugriff auf diese Informationen hat.

Reminder!
Zielvereinbarungsgespräche dienen der Motivation und zielorientierten Tätigkeit des Mitarbeiters. Auf diese Weise können maximale Leistungen eines Mitarbeiters in das Unternehmen einfließen.

4.2.3 Dienstbesprechung

Anlässe
Dienstbesprechungen müssen in einem Unternehmen regelmäßig durchgeführt werden. Sie dienen der Vermittlung wichtiger betrieblicher Informationen. Hohe Aufmerksamkeit, Kürze und Prägnanz sollten eine Dienstbesprechung kennzeichnen, bei der eine Führungskraft einer Gruppe von Mitarbeitern Informationen vermittelt. Sinnvoll ist die Erstellung eines Protokolls, da in der Regel nie alle Mitarbeiter anwesend sind. Eine Dienstanweisung sollte festlegen, dass jeder Mitarbeiter, der bei einer Dienstbesprechung abwesend ist, das Protokoll der Sitzung zu lesen hat. Dies dokumentiert er mit seiner Unterschrift auf dem Protokoll.

Reminder!
Dienstbesprechungen nehmen einen hohen Stellenwert im betrieblichen Geschehen ein. Sie stellen die zentrale Institution der Informationsweitergabe an Mitarbeiter dar. Die Teilnahme an Dienstbesprechungen ist sinnvollerweise Pflicht für alle Mitarbeiter. Eine Dienstbesprechung befreit jedoch nicht von der täglichen und damit zeitnahen Weitergabe von Informationen. Sie ist lediglich ein weiteres Forum, in dem alle Mitarbeiter gebündelt Informationen erhalten.

Reminder!
Dienstbesprechungen nehmen einen hohen Stellenwert im betrieblichen Geschehen ein. Sie stellen die zentrale Institution der Informationsweitergabe an Mitarbeiter dar. Die Teilnahme an Dienstbesprechungen ist sinnvollerweise Pflicht für alle Mitarbeiter. Eine Dienstbesprechung befreit jedoch nicht von der täglichen und damit zeitnahen Weitergabe von Informationen. Sie ist lediglich ein weiteres Forum, in dem alle Mitarbeiter gebündelt Informationen erhalten.

Praxis-Check – Dienstbesprechung
In der Häusliche Alten- und Krankenpflege ProCura GbR findet einmal pro Woche eine Dienstbesprechung statt. Mittwochs zwischen 13.00 Uhr und 14.00 Uhr gibt die Inhaberin und Pflegedienstleiterin alle wesentlichen Informationen an die Mitarbeiter weiter. Auch die Mitarbeiter bringen wichtige Informationen ein, die meist im Zusammenhang mit der Versorgung der Patienten stehen. Im Rotationsprinzip erstellen die Mitarbeiter das jeweilige Protokoll, das wiederum in einem separaten Ordner abgeheftet wird.

Vorbereitung
Dienstbesprechungen müssen vorbereitet werden. Es empfiehlt sich, schon am Tag zuvor einen Aushang mit den Tagesordnungspunkten zu machen. So hat auch der Mitarbeiter die Möglichkeit zu prüfen, ob er nicht zu einzelnen Punkten etwas beitragen möchte und kann eventuell einen Beitrag vorbereiten. Die Führungskraft fungiert in der Besprechung als Informationsvermittler und sollte dementsprechend alle wichtigen Informationen im Vorfeld zusammengetragen haben. Es bietet sich an, eine Checkliste mit den wesentlichen Themen für jede

Dienstbesprechung abzuarbeiten. Zu den einzelnen Punkten sollten schriftlich Stichworte notiert werden.

Checkliste
Aufgaben im Rahmen der Vorbereitung

Im Rahmen der Vorbereitung einer Dienstbesprechung sollten Sie folgende Fragen beantworten:

- Welche aktuellen Informationen in Bezug auf die Ablauforganisation müssen vermittelt werden?
- Welche aktuellen Informationen in Bezug auf die Qualitätssicherung/das Qualitätsmanagement müssen vermittelt werden?
- Welche aktuellen Informationen in Bezug auf die Patienten müssen vermittelt werden?
- Welche wichtigen Termine müssen bekannt gegeben werden?

Durchführung

Kürze und Prägnanz stehen im Vordergrund von Dienstbesprechungen. Diese erfordern damit ein maximales Maß an Disziplin. Aufkeimende Diskussionen erfordern eine gute Moderation, damit die angestrebten Gesprächsziele noch erreicht werden können.

Checkliste
Psychologische Tipps für die erfolgreiche Durchführung von Dienstbesprechungen

- Verfolgen Sie stringent die vereinbarten Tagesordnungspunkte.
- Beachten Sie Ihr Zeitmanagement und verfallen Sie nicht in unnötige Diskussionen. Achten Sie darauf, dass alle Informationen ankommen. Lassen Sie unbedingt ein Protokoll erstellen.
- Geben Sie den Mitarbeitern das Gefühl, dass sie auch eigene Aspekte einbringen können. Erfragen Sie bereits im Vorfeld, welche Themenwünsche einzelne Mitarbeiter haben und räumen Sie hierfür ausreichend Zeit ein.

- Klären Sie offene zusätzliche Fragen am Ende der Dienstbesprechung. Sollten diese nicht alle Mitarbeiter betreffen, können Sie diese auch in weiterführenden Einzelgesprächen klären.

Nachbereitung

Das Protokoll der Dienstbesprechung muss in einem dafür vorgesehenen Ordner abgeheftet werden. Etwaige Vereinbarungen müssen umgesetzt werden.

Checkliste

Aufgaben im Rahmen der Nachbereitung

Im Rahmen der Nachbereitung einer Dienstbesprechung sollten Sie folgende Fragen beantworten:

- Ist das Protokoll erstellt?
- Werden auch die nicht anwesenden Mitarbeiter rechtzeitig über die Inhalte in Kenntnis gesetzt (kann das Protokoll rechtzeitig eingesehen werden)?
- War die Dienstbesprechung kurz und prägnant?
- Haben alle Anwesenden die Informationen erhalten und verstanden?
- Muss sich hinsichtlich der Gesprächsführung in der Dienstbesprechung etwas ändern?

Quick-Tipp!

Achten Sie bei der Durchführung der Dienstbesprechung auf die so genannten Verständlichmacher:

- Kürze und Prägnanz
- Gliederung/Ordnung
- Einfachheit
- zusätzliche Stimulanz.

Reminder!
Dienstbesprechungen sorgen dafür, dass jeder Mitarbeiter alle für ihn und seine Tätigkeit relevanten Informationen erhält. Sie sind eines der wichtigsten Instrumente zur Informationsvermittlung in einem Unternehmen.

4.2.4 Förder- und Entwicklungsgespräch

Anlässe

Zahlreiche Unternehmen nutzen Förder- und Entwicklungsgespräche als Führungsinstrument. In diesem Fall wird in der Regel einmal pro Jahr ein Gespräch zwischen Führungskraft und Mitarbeiter geführt. Es handelt sich dabei um ein Vier-Augen-Gespräch, bei dem die Führungskraft gemeinsam mit dem Mitarbeiter über dessen Zukunft nachdenkt. Es wird erörtert, welche Potenziale des Mitarbeiters auf welche Art und Weise gefördert werden sollen. Im Förder- und Entwicklungsgespräch geht es sowohl darum, dass für die Beseitigung von Defiziten ein Maßnahmenplan vereinbart wird, als auch darum, wie Stärken weiter gefördert werden können.

Reminder!
Es geht in einem Förder- und Entwicklungsgespräch um einen Mitarbeiter. Ihm sollte die gesamte Aufmerksamkeit geschenkt werden. Die Führungskraft muss im Vorfeld bereits über geeignete Personalentwicklungsmaßnahmen oder andere Fördermöglichkeiten nachgedacht haben.

Praxis-Check – Förder- und Entwicklungsgespräch
In der St. Johannes Krankenhaus GmbH führt der Geschäftsführer Herr Gaworski alle drei Monate mit den ihm unterstellten Trainees ein Förder- und Entwicklungsgespräch. Im Rahmen des Trainee-Programms nehmen diese Gespräche eine besonders wichtige Stellung ein. Die Trainees sollen auf zukünftige verantwortungsvolle Aufgaben im Krankenhaus vorbereitet werden. Herr Gaworski bietet den Trainees aus diesem Grund sämtliche Unterstützungsmöglichkeiten an, die sich im Rahmen seiner Möglichkeiten befinden. Im Rahmen der Gespräche kann er sich jedoch auch ein Bild davon verschaffen, welcher Trainee wirklich für zukünftige Aufgaben geeignet erscheint.

Vorbereitung

Im Rahmen der Vorbereitung auf ein Förder- und Entwicklungsgespräch müssen Ergebnisse aus einem früheren Förder- und Entwicklungsgespräch begutachtet werden. Auf diesem Wege ist gut zu erkennen, ob der Mitarbeiter sich in dem gewünschten Maße weiterentwickelt hat. Ist dies nicht der Fall, muss über die Ursachen nachgedacht werden.

Checkliste
Aufgaben im Rahmen der Vorbereitung

Im Rahmen der Vorbereitung eines Förder- und Entwicklungsgesprächs sollten Sie folgende Fragen beantworten:

- Wie hat sich der Mitarbeiter seit dem letzten Gespräch weiterentwickelt?
- Wohin will der Mitarbeiter sich entwickeln?
- Wohin soll der Mitarbeiter sich entwickeln?

Durchführung

Neben dem bereits skizzierten Beurteilungsgespräch ist ein Förder- und Entwicklungsgespräch eine weitere gute Möglichkeit, sich direkt dem einzelnen Mitarbeiter zu widmen. Denken Sie daran, dass der Mitarbeiter und seine Förderung im Mittelpunkt dieses Gesprächs stehen.

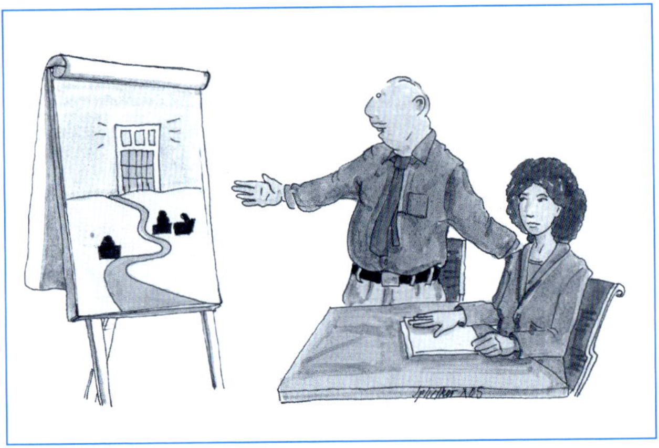

Abb. 10: Förder- und Entwicklungsgespräch

Checkliste

Psychologische Tipps für die erfolgreiche Durchführung von Förder- und Entwicklungsgesprächen

- Widmen Sie sich voll und ganz dem Mitarbeiter.
- Erfragen Sie seine Wünsche.
- Verdeutlichen Sie Ihre Vorstellungen.
- Erstellen Sie für den Mitarbeiter einen Entwicklungsplan.

Nachbereitung

Eine gute Dokumentation ist auch im Rahmen der Nachbereitung von Förder- und Entwicklungsgesprächen ein wesentlicher Faktor für den langfristig erfolgreichen Einsatz dieses Personalentwicklungsinstruments.

Checkliste

Aufgaben im Rahmen der Nachbereitung

Im Rahmen der Nachbereitung eines Förder- und Entwicklungsgesprächs sollten Sie folgende Fragen beantworten:

- Welche Unterstützung bekommt der Mitarbeiter von Ihnen?
- Wie messen Sie den Erfolg der Unterstützung durch Sie?
- Haben Sie das Gespräch und die vereinbarten Maßnahmen dokumentiert?

Quick-Tipp!

Besprechen Sie mit Ihren Mitarbeitern regelmäßig, in welche Richtung sich diese entwickeln wollen. Sie erhöhen dadurch die Bindung der Mitarbeiter an das Unternehmen und können die entfalteten Potenziale nutzen.

Reminder!

Wer in Förder- und Entwicklungsgespräche investiert, wird dies in Form von Motivation und Kompetenz der Geförderten zurückbekommen.

Things to do:

Führungskräfte sprechen anlassbezogen bzw. regelmäßig mit ihren Mitarbeitern. Der Austausch wichtiger Informationen steht hierbei im Vordergrund.

- Der Kommunikationsexperte empfiehlt: »Kommunizieren Sie immer mit der gebührenden Vorbereitung.«
- Der Kommunikationsexperte empfiehlt: »Üben Sie die Durchführung einzelner Gespräche und nutzen Sie die beschriebenen psychologischen Hilfestellungen.«
- Der Kommunikationsexperte empfiehlt: »Schenken Sie jedem Gespräch die gebührende Aufmerksamkeit in einer Nachbereitung.«

Quick-Check

- Was ist im Rahmen eines Vorstellungsgesprächs zu beachten?
- Was ist im Rahmen eines Einführungsgesprächs zu beachten?
- Was ist im Rahmen eines Kritikgesprächs zu beachten?
- Was ist im Rahmen eines Kündigungsgesprächs zu beachten?
- Was ist im Rahmen eines Beurteilungsgesprächs zu beachten?
- Was ist im Rahmen eines Zielvereinbarungsgesprächs zu beachten?
- Was ist im Rahmen einer Dienstbesprechung zu beachten?
- Was ist im Rahmen eines Förder- und Entwicklungsgesprächs zu beachten?

Kapitel 5: Goldene Regeln der Kommunikation

Jedes Gespräch verläuft anders und bedarf einer individuellen Vorbereitung auf den jeweiligen Mitarbeiter. Einige Regeln sollten jedoch immer beachtet werden, wenn Mitarbeitergespräche zu einem sicheren und wirkungsvollen Führungsinstrument werden sollen.

Reminder!

10 goldene Regeln für ein erfolgreiches Mitarbeitergespräch

1. Klären Sie organisatorische und inhaltliche Fragen im Vorfeld.
2. Schaffen Sie eine Win-Win-Situation.
3. Schenken Sie dem Gesprächspartner Achtung und Respekt.
4. Seien Sie glaubwürdig und konsequent.
5. Kommunizieren Sie auch auf der Metaebene.
6. Seien Sie freundlich.
7. Lernen Sie Ihr nonverbales Verhalten kennen und steuern Sie es.
8. Kommunizieren Sie verständlich und beachten Sie wichtige Rhetorik-Regeln.
9. Argumentieren Sie kooperativ und fair.
10. Hören Sie Ihrem Gegenüber richtig zu.

1. Regel: Klären Sie organisatorische und inhaltliche Fragen im Vorfeld

Wenn Sie als Führungskraft zu spät zu einem vereinbarten Gespräch erscheinen, wirft das kein gutes Licht auf Sie. Sind Sie des Weiteren nicht gut auf die Situation vorbereitet, verliert der Mitarbeiter den Respekt Ihnen gegenüber vollständig.

Klären Sie, wann, wo und wie das Treffen stattfindet. Geben Sie sich und dem Mitarbeiter genügend Zeit für ein Gespräch und sorgen Sie dafür, dass sie nicht gestört werden können. Hinsichtlich geeigneter Räumlichkeiten erweist sich ein ruhiger, aber doch nicht zu leerer Raum meist als günstig. Nutzen Sie Besprechungstische oder Bürosessel. Vermeiden Sie Ihren Schreibtisch. Er könnte die Kommunikation durch seine Größe und Form stark blockieren.

Stellen Sie sich auf Ihren Gesprächspartner ein.

Kennen Sie seine Entwicklung, seine Stärken und/oder Schwächen?

Gibt es Unterlagen, die vorher durchgesehen werden müssen? Haben Sie einen roten Faden für das Gespräch entwickelt?

2. Regel: Schaffen Sie eine Win-Win-Situation

Geben Sie Ihrem Mitarbeiter das Gefühl, dass er ernst genommen wird. Lassen Sie ihn seine Argumente vortragen und erläutern. Forschen Sie nach seinen Kompetenzen und Ressourcen. Setzen Sie nicht da an, wo es kriselt und die Probleme liegen, sondern versuchen Sie, die Stärken Ihres Mitarbeiters auszubauen und Erfolge zu wiederholen. Machen Sie das Mitarbeitergespräch zu einem Gespräch, bei dem Sie und Ihr Mitarbeiter gewinnen.

3. Regel: Schenken Sie dem Gesprächspartner Achtung und Respekt

Treten Sie Ihrem Gesprächspartner gegenüber positiv auf. Durch Ihre Achtung verleihen Sie dem Mitarbeiter ein höheres Selbstwertgefühl. Respekt können Sie sich nur verschaffen, wenn Sie sich keine Freiheiten erlauben, die Sie Ihren Mitarbeitern nicht gewähren. Unter allen Umständen sollten Sie spezielle Empfindsamkeiten und Distanzbedürfnisse beachten. Unterlassen Sie beispielsweise sexistische Scherze.

4. Regel: Seien Sie glaubwürdig und konsequent

Glaubwürdig kann nur der sein, der mit seinen eigenen Werten im Einklang steht. Zeigen Sie Ihrem Mitarbeiter, dass Sie es ernst mit Ihm meinen. Diese Vertrauenswürdigkeit behalten Sie nur dann, wenn Sie auch in allen Situationen konsequent bleiben. Das bedeutet, dass Sie stets zu Ihrem Wort stehen. Halten Sie Termine und Vorschriften ein, so wie Sie es auch von Ihrem Mitarbeiter erwarten. Auch bei negativen Konsequenzen verblasst Ihre Glaubwürdigkeit, wenn Sie zuerst drohen und danach doch das Fehlverhalten ignorieren oder billigen.

5. Regel: Kommunizieren Sie auch auf der Metaebene

Drehen Sie sich mit Ihren Argumentationen immer wieder im Kreis? Verkrampft sich das Gespräch emotional?

Nutzen Sie die Metakommunikation. Sie ist wohl die am häufigsten gescheute Verhaltensebene, weil sie so ungewohnt ist. Wagen Sie dennoch den Versuch und betrachten Sie Ihr vorheriges Gespräch aus einer anderen Perspektive – von oben. Machen Sie die Art und Weise, wie sie miteinander umgehen, zum Gegenstand des Gesprächs. Dies setzt voraus, dass Sie Ihr Innenleben wahrnehmen und offenbaren können und wollen.

6. Regel: Seien Sie freundlich

Führen bedeutet Motivieren und nicht Blockieren. Wenn Sie Ihren Mitarbeitern freundlich gegenübertreten, schenken Sie ihnen Ihr Interesse. Das motiviert den Mitarbeiter und es zahlt sich später in seiner Leistung aus. Notieren Sie sich die Geburtstage und Jubiläen Ihrer Mitarbeiter, um Ihnen zu gratulieren und zu danken. Besonders für das Gespräch gilt: Seien Sie ausgeschlafen, denn müde Menschen können nicht freundlich sein.

7. Regel: Lernen Sie Ihr nonverbales Verhalten kennen und steuern Sie es

Die Hälfte Ihrer Botschaften wird durch Ihre Körperhaltung, Ihre äußere Erscheinung, Ihre Gestik und Ihre Mimik vermittelt. Deshalb achten Sie auf einen aufrechten und geraden Gang. Die Körperhaltung verrät viel über Ihren Gefühlszustand. Kleiden Sie sich angemessen und gepflegt. Achten Sie darauf, dass nichts zu eng sitzt, damit sie bei dem Gespräch frei atmen können und nicht abgelenkt sind. Gestik und Mimik verändern sich schnell. Versuchen Sie gezielt zu lächeln. Ein Dauergrinsen schmälert Ihre sozialen Kompetenzen und lässt Sie lächerlich wirken.

Seien Sie sich Ihres nonverbalen Ausdrucks stets bewusst, bevor dieser Ihren verbalen Aussagen widerspricht und Sie in der Folge niemand richtig verstehen wird.

8. Regel: Kommunizieren Sie verständlich und beachten Sie wichtige Rhetorik-Regeln

Sie wirken klar, wenn Sie sich einfach ausdrücken. Vergessen Sie auf viele Menschen verwirrend wirkende Fachtermini oder erklären Sie diese bei der Verwendung. Des Weiteren sollten Sie zur besseren Klarheit einen Leitgedanken entwickeln, der sich logisch aufbaut. Zusätzlich können Sie durch visuelle Stimuli (Flipchart, Handout etc.) betonte Aussagen und Pausen Ihren Text verständlicher aufbauen. Vergleiche und Beispiele machen das Gesagte lebendig und transparent.

Deutliche Artikulation, richtige Lautstärke und verändertes Sprechtempo verbessern ebenfalls die Verständlichkeit und können wichtige Aussagen hervorheben.

9. Regel: Argumentieren Sie kooperativ und fair

Kooperativ und fair zu argumentieren setzt voraus, dass Sie Ihr Gegenüber ernst nehmen. Sachlage und Vorkommnisse sollten gemeinsam analysiert werden. Dafür muss jede Partei Ihre Ziele und Interessen offen darlegen.

Einwände Ihres Mitarbeiters dürfen Sie nicht übergehen. Hören Sie gut zu und überlegen Sie, bevor Sie direkt antworten.

10. Regel: Hören Sie Ihrem Gegenüber richtig zu

Viele wichtige Informationen könnten verloren gehen, wenn Sie Ihrem Mitarbeiter nur halb zuhören. Durch Ihre Empathie können Sie die Meinungen, Hoffnungen und Bedürfnisse Ihrer Mitarbeiter erkennen und gezielt auf sie eingehen. Das Vertrauen, dass Sie dabei Ihrem Gesprächspartner schenken, baut eine positive Gesprächssituation auf. Diese kann dafür sorgen, dass Missverständnisse vermieden und gemeinsam lösungsorientierte Ansätze erarbeitet werden. Folgende Faktoren des erfolgreichen Zuhörens können unterschieden werden:

Aufmerksames Zuhören:

- ungestörte Gesprächssituation
- viel Zeit, die in den Gesprächspartner investiert wird

Aktives Zuhören:

- offene Sitzhaltung
- Blickkontakt
- Bestätigungslaute und Kopfnicken
- Anteilnahme
- ausreden lassen
- Gesagtes zusammenfassen

Analytisches Zuhören:

- logische oder sachliche Fehler korrigiert in einer Frage wiedergeben

Empathisches Zuhören:

- wertneutral zuhören
- eigene Position in den Hintergrund räumen und die Sicht des Gesprächspartners verstehen
- zwischendurch bewusst entspannen
- offene, zugewandte Sitzhaltung und freundliche, aufmerksame Mimik
- Offenheit, Wertschätzung und Einfühlungsvermögen signalisieren

Kapitel 6: Fazit

Es gibt immer zwei Arten, Änderungen oder Verbesserungen in Mitarbeitergesprächen anzugehen.

Auf der einen Seite werden Schwachstellen und Fehler ermittelt, um Defizite zu erfassen. Daraufhin werden die Ursachen durch die Fragen »Wieso?« und »Weshalb?« analysiert. Auf der anderen Seite können aber auch Kompetenzen und Ressourcen erfasst werden, um die Stärken zu dokumentieren. Hierbei werden die Erfolge hinterfragt. Wie wurden sie erreicht und wie können sie wiederholt und ausgebaut werden? Dieser letztere Ansatz ist nach Ansicht der Autoren der humanere Weg, der zudem zu einer höheren Motivation Ihrer Mitarbeiter beiträgt. Je mehr also über Lösungen, Erfolge und Ziele im Rahmen bestehender Ressourcen gesprochen wird, umso eher werden sie eintreten.

Ein professionelles Gespräch zeichnet sich dadurch aus, dass es geplant und zielgerichtet ist. Wie das Mitarbeitergespräch letztendlich verläuft, hängt darüber hinaus von der Kompetenz der Führungskraft ab.

Quick-Tipp!
Nutzen Sie das Mitarbeitergespräch als Chance, Ihre Mitarbeiter zu führen. Es liegt an Ihnen, welchen Inhalten sie besondere Aufmerksamkeit schenken.

Bei kooperativer Führung zählt das Mitarbeitergespräch zu den wichtigsten Elementen. Regelmäßig durchgeführte Gespräche dienen der Informationssammlung und können als Planungsbasis sowie als Evaluierungsinstrument genutzt werden.

Quick-Tipp!
Gegenseitige Erwartungen und Wünsche sollen im Mitarbeitergespräch offen gelegt und deren Erfüllung angesprochen werden.

Things to do:
Bei den regelmäßigen und gegebenenfalls auch bei den anlassbezogenen Mitarbeitergesprächen sollten Sie Folgendes beachten:

- Bereiten Sie sich immer individuell auf das Gespräch vor.
- Kommunizieren Sie »mit allen vier Ohren und Schnäbeln«.
- Stehen Sie hinter Ihren Mitarbeitern.
- Versuchen Sie, Ihre Mitarbeiter in die Entscheidungsfindung und Zielsetzung einzubeziehen: Auch bei der Beurteilung sollte der Mitarbeiter lernen, ein Selbstbild von sich zu erstellen.
- Geben Sie Ihrem Mitarbeiter anerkennende Kommentare: Loben Sie ihn gerade am Anfang des Gesprächs für seine gute Arbeit; das lockert die Atmosphäre auf.

Mitarbeitergespräche, die strategisch gut aufgebaut sind und regelmäßig eingesetzt werden, fördern Arbeitszufriedenheit und Arbeitsleistung. Des Weiteren verbessern sie die Zusammenarbeit. Unternehmen, Führungskraft und Mitarbeiter profitieren von diesen Gesprächen. Der Unternehmenserfolg wird abgesichert, indem die Eignung und Leistung des Mitarbeiters mit den Unternehmenszielen abgeglichen werden können. Mögliche organisatorische Schwachstellen werden ebenfalls aufgedeckt. Der Vorgesetzte erhält einen Überblick über Leistung und Verhalten der Mitarbeiter, was zu einer effektiven Personalpolitik führt. Durch dieses Leistungsprofil lässt sich auch das Entgelt des Angestellten leistungsgerecht bemessen.

Der Nutzen solcher Gespräche ist auch für den Mitarbeiter erheblich. Zum einen werden seine Qualifikationen den Anforderungen des Arbeitsplatzes angeglichen, sodass weder eine Unterforderung noch eine Überforderung entsteht. Zum anderen kann er effizient gefördert werden, was sowohl leistungsstimulierend als auch motivierend ist. Des Weiteren führt ein Mitarbeitergespräch zu vertrauensvoller Zusammenarbeit und verbessert zwischenmenschliche Beziehungen. Barrieren der Fremdbeurteilung können zudem abgebaut werden.

Gelingt es, die Ziele des Mitarbeiters und des Unternehmens aufeinander abzustimmen, profitieren beide von einer erfolgreichen Entwicklung. Wird der Vorteil erkannt, muss er auch kommuniziert werden.

Praxis-Check – Das »richtige« Mitarbeitergespräch

Der Geschäftsführer Herr Gaworski der St. Johannes Krankenhaus GmbH hatte die Zusammenarbeit mit seiner Stationsleiterin Frau Höltken-Schnabel fast schon als gescheitert angesehen. Frau Höltken-Schnabel war immer eine sehr gute Fachkraft, doch in den letzten Mitarbeitergesprächen fing Sie regelmäßig an zu weinen. Herr Gaworski war sich keiner Schuld bewusst und verstand die Welt nicht mehr. Er holte sich bei einem Kommunikationstrainer Rat. Doch auch der konnte ihm keine Musterlösung für sein Problem geben. Er gab ihm »nur« den Tipp, seine Stationsleiterin einmal nach ihrem Befinden zu fragen.

Beim nächsten Mitarbeitergespräch mit Frau Höltken-Schnabel erzählte diese von ihren momentanen Schwierigkeiten bei sich zu Hause. Herr Gaworski schaute etwas verwundert, dass sie ihn über ihre privaten Probleme informierte. Doch als zum Schluss seine Stationsleiterin sich mit einem Lächeln verabschiedete und sagte: »Danke, dass Sie mir zugehört haben!«, verstand er.

Reminder!
Für die Kommunikation und damit auch für Mitarbeitergespräche gibt es keine Patentlösung, mit der es immer reibungslos und effektiv läuft. Der Vorgesetzte sollte bei jedem Gespräch gut zuhören und die Aussagen seines Mitarbeiters auf allen vier Kanälen wahrnehmen.

Glossar

Biografische Fragen Biografische Fragen im Vorstellungsgespräch zielen darauf ab, Unklarheiten in der Vergangenheit des Bewerbers zu klären (z. B die Frage nach einer Lücke im Lebenslauf: »Was haben Sie in dem Zeitraum zwischen Oktober und Dezember 2005 gemacht?«).

Emotionale Intelligenz Emotionale Intelligenz ist das Vermögen, sich selbst und die Beziehungen zu anderen effektiv zu steuern. Emotionale Intelligenz setzt sich aus vier grundlegenden Fähigkeiten zusammen:
Selbstreflexion
Selbstmanagement
soziales Bewusstsein
Sozialkompetenz.

Kontrollierter Dialog Der kontrollierte Dialog ist eine Gesprächsform, bei der der Sender besonders darauf achtet, ob seine Botschaften den Empfänger auch erreichen. Dies gelingt ihm dadurch, dass er nach einer gesendeten Botschaft noch einmal nachfragt, was der Empfänger verstanden hat. Auf diese Weise kann er prüfen, ob das Gesagte richtig verstanden wurde.

Mediator Eine qualifizierte Person, die einen Konflikt schlichten kann.

Metakommunikation Hierbei handelt es sich um die Kommunikation über die Kommunikation. Im Rahmen der Metakommunikation wird deutlich, wie in einem Gespräch miteinander umgegangen wird. Sie bietet sich an, wenn sich zeigt, dass es in einem Gespräch nicht mehr um den Sachinhalt geht.

Neurolinguistisches Programmieren Das Neurolinguistische Programmieren ist ein psychologisches Kommunikationsmodell, mit dem die eigene sowie die zwischenmenschliche Kommunikation beschrieben, erklärt und optimiert werden kann.

Rapport Eine vertrauensvolle Ebene zwischen zwei Gesprächspartnern.

Selbstmanagement Selbstmanagement meint die Fähigkeit, seine eigenen Gefühle wahrzunehmen und zu steuern. Selbstkontrolle und Anpassungsfähigkeit sind die Stärken einer Führungskraft, die in keiner Situation emotional entgleist.

Situative Fragen Situative Fragen im Vorstellungsgespräch zielen darauf ab, die Reaktion des Bewerbers in einer besonderen Situation in Erfahrung zu bringen (z. B die Frage nach dem so genannten »Was-wäre-wenn-Prinzip«: »Was würden Sie tun, wenn ...?«).

Themenzentrierte Interaktion Es handelt sich hierbei um ein pädagogisch-therapeutisches Konzept, das ganzheitliches Lernen auf der Basis einer Hilfe zur Selbsthilfe ermöglichen will und die Zusammenarbeit mit Gruppen vereinfacht.

Literaturverzeichnis

EUSKE, N. A. & ROBERTS, K. H. (1987). *Evolving perspectives in Organization Theory: Communication implications.* In: Jublin, Putnam, Roberts & Porter (Eds.). Handbook of organizational communication (pp. 41-60). Newbury Park: Sage.

GOLEMAN, D. (2000). *Durch flexibles Führen mehr erreichen.* Harvard Businessmanager, 5, S. 9–22.

LÖHMER, C. & STANDHARDT, R. (1992). *Themenzentrierte Interaktion: Die Kunst, sich selbst und eine Gruppe zu leiten.* Mannheim: PAL.

LOFFING, C. (2005). *Mitarbeiter richtig führen. Erfolgreiche Führungskräfte führen flexibel.* Stuttgart: Kohlhammer.

O´CONNOR, J. & SEYMOUR, J. (1998). *Neurolinguistisches Programmieren: Gelungene Kommunikation und persönliche Entfaltung.* Freiburg: VAK.

PETERS, T.J. & WATERMAN, R.H. (1986). *Auf der Suche nach Spitzenleistungen. Was man von den bestgeführten US-Unternehmen lernen kann.* Landsberg/Lech: Verlag moderne Industrie.

SCHULZ VON THUN, F. (2002). *Miteinander Reden 1. Störungen und Klärungen* (36. Aufl.). Hamburg: Rowohlt.

SCHULZ VON THUN, F. (2003). *Miteinander Reden 3. Das »innere Team« und situationsgerechte Kommunikation* (11. Aufl.). Hamburg: Rowohlt.

STEINMANN, H. & SCHREYÖGG, G. (1997). *Management. Grundlagen der Unternehmensführung* (4. Aufl.). Wiesbaden: Gabler.

WAHREN, H.-K. (1987). *Zwischenmenschliche Kommunikation und Interaktion in Unternehmen: Grundlagen, Probleme und Ansätze zur Lösung.* Berlin: De Gruyter.